EXHALA INHA
INHALA EXHAL

EXHALA INHALA EXHAL
INHALA EXHALA INHALA
EXHALA INHALA EXHAL
INHALA EXHALA INHALA
EXHALA INHALA EXHAL
INHALA EXHALA INHALA
EXHALA INHALA EXHAL
INHALA EXHALA INHALA
EXHALA INHALA EXHAL
INHALA EXHALA INHALA
EXHALA INHALA EXHAL
INHALA EXHALA INHALA

RESPIRA

Una guía visual para calmar la ansiedad a través de ejercicios de respiración, terapia somática y meditación

Por
Carissa Potter
y Vera Kachouh

KŌAN

Título original: *Breathe through it*
Esta edición se publica mediante acuerdo con Tarcher, un sello de Penguin Publishing Group, división de Penguin Random House LLC.

c/ Mar Tirrena, 5, 08918 Badalona
www.koanlibros.com • info@koanlibros.com
ISBN: 978-84-10358-42-3 • Depósito legal: B-23990-2025
Maquetación: Cuqui Puig
Impresión y encuadernación: Romanyà Valls
Impreso en España / *Printed in Spain*

Ediciones Kōan está comprometida con una edición responsable. Este libro se ha impreso en papel procedente de bosques gestionados de manera sostenible.

1ª edición, marzo de 2026

ESTE LIBRO PERTENECE A:

Estoy aquí, respirando.

PUEDO HACER COSAS DIFÍCILES. CONFÍO EN LA ALEATORIEDAD DE LA VIDA. QUE ALGUNAS COSAS ESTÁN FUERA DE MI CONTROL.

ME
RECONFORTA
EL PASADO.
TENGO MUCHOS
DATOS QUE
INDICAN QUE
SALDRÉ ADELANTE.

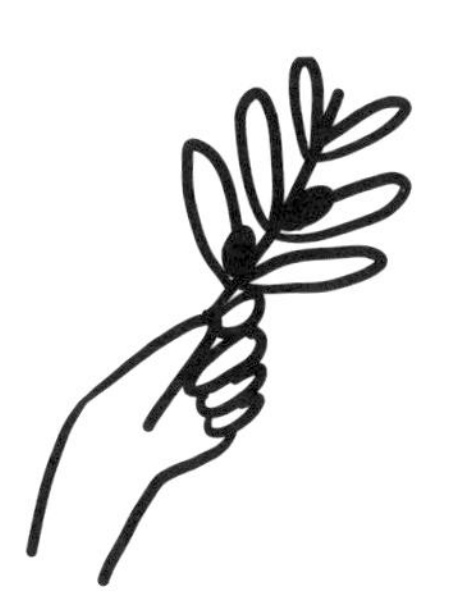

INTRODUCCIÓN

¿Qué es la respiración?

La respiración es esencial para vivir.

Es una presencia constante en todos y cada uno de los momentos del día, tanto cuando estamos despiertos como cuando soñamos. Participa en cada gesto, en cada pensamiento, en cada golpe de teclado, en cada beso a un ser querido, en cada canción que entonamos y en cada desengaño que vivimos.

Es nuestra compañera constante y silenciosa. Puede parecer el telón de fondo de nuestra existencia, un ruido fácil de ignorar o de apagar. Mientras vivimos, estamos respirando. Pero ¿qué pasaría si le prestáramos atención y empezáramos a notarla? ¿Y si pudiéramos subirle el volumen e incluso darle las gracias?

Si lo piensas bien, la respiración está en todo, pero de algún modo también podemos observarla desde fuera, como algo separado de nosotros. Podemos concentrarnos en ella, reflexionar sobre ella. Puede convertirse en la protagonista de un libro, como este. Podemos practicar con ella. La respiración es el hilo conductor de nuestra vida. Solo nos damos cuenta de su existencia cuando nos privan de ella, cuando nos falta el aire. Al bucear, aguantamos la respiración al máximo y sentimos la presión en el pecho. Al salir a la superficie, aspiramos aire con ansia. Jadeamos. Los pulmones se rebelan contra ese límite. Algo en nuestro interior grita: «¡Ahora, *colchón de emergencia*!».

Al comienzo de la pandemia de COVID-19, evitábamos el contacto con la respiración de los demás como un acto de cuidado. Asistimos con horror al asesinato de George Floyd a manos de la policía, mientras suplicaba poder respirar, llamando a su madre. El aliento, esa fuerza invisible, también nos es arrebatada durante la temporada de incendios forestales, cuando el aire que respiramos, que el humo hace visible, puede ser mortal. Para las personas que padecen una enfermedad pulmonar crónica, respirar con dificultad es parte de su vida cotidiana.

Nos pueden dar o arrebatar la respiración. Cambia según lo que sentimos: miedo, emoción, deseo o ansiedad. Puede volverse superficial, acelerarse, agitarse o detenerse. Hace que el pecho suba y baje, aunque no lo notemos. En cualquier momento, la respiración puede transformarse. Si empiezas a prestarle atención, puede volverse el barómetro de tu estado de ánimo. Decimos que nos «falta el aire» para expresar que nos sentimos atrapados, y en lugar de «Necesito un cambio en mi vida» usamos la metáfora «Esto me asfixia».

La respiración es el territorio que habitamos todos los seres vivos. Está disponible para nosotros cuando nada más lo está. Es algo que todos compartimos, y a lo que todos podemos recurrir en medio del sufrimiento.

En un minuto hacemos unas doce respiraciones. Y en cada una de ellas hay una oportunidad de sentirnos mejor: de estar presentes, de bajar o acelerar el ritmo, de sumergirnos un poco más en nuestro interior.

Este libro es un manual de respiración. Y como respirar es vivir, también es un manual de vida. Es una forma de tomar consciencia de tu propia existencia y de llenar los pulmones con el aire que la sostiene; de ampliar tu concepto de lo que significa vivir y de todo lo que puede llegar a ser; de prolongar cada momento y, al hacerlo, sentir que se expande el tiempo que pasamos aquí, en la Tierra, vivos y respirando.

Cada minuto nos ofrece doce oportunidades para elegir cómo queremos vivir cada instante y quiénes seremos al hacerlo, simplemente respirando.

DURACIÓN DE LOS EJERCICIOS

Los ejercicios de este libro están organizados por secciones según el tiempo que quieras dedicar a tu práctica de respiración: un minuto, cinco, diez o sesenta. Aprovecha el tiempo que tengas y pasa de una a otra como prefieras.

Observa cómo los ejercicios pueden transformar tu percepción del tiempo. Puede que una práctica breve se te haga larga, y que una más extensa se te pase volando si entras en estado de *flow* o concentración profunda. Asignar a cada técnica una duración concreta es un recordatorio de que no necesitas disponer de mucho tiempo para poder practicar. No olvides que siempre estás respirando. Un solo minuto al día, o incluso una sola respiración profunda al día, puede marcar la diferencia.

Con el tiempo, puede que ya no necesites o no quieras estar pendiente del reloj mientras realizas los ejercicios. Tal vez prefieras sumergirte en la práctica de forma natural y terminarla solo cuando sientas que es el momento adecuado.

BENEFICIOS DE LAS TÉCNICAS DE RESPIRACIÓN

Los ejercicios reunidos en este libro se inspiran en una amplia variedad de fuentes: desde el yoga y el *pranayama* (técnicas de respiración) hasta el arte contemporáneo (piensa en Marina Abramović) y el método Lamaze para el parto natural. Toma esta combinación de influencias como una invitación a hacer tuyos estos ejercicios. De todos modos, acabarán siéndolo inevitablemente, a medida que la respiración se abra camino por tu cuerpo, en el tiempo y el espacio únicos que habitas.

El objetivo de todos los ejercicios es hacernos sentir mejor, aunque eso sea, en el mejor de los casos, un concepto escurridizo. Para nosotras, dos mujeres que vivimos en el siglo XXI, lo más importante que tiene respirar de manera consciente es que nos saca de la cabeza.

Los seres humanos sencillamente no estamos hechos para procesar la cantidad de información y estímulos sensoriales con los que nos enfrentamos a diario. La respiración nos aleja de la espiral mental de pensamientos negativos, noticias y listas interminables de tareas pendientes, y nos devuelve al territorio del cuerpo, donde todo transcurre con más lentitud, a un ritmo más natural. Las investigaciones científicas demuestran que los ejercicios de respiración tienen efectos positivos y tangibles en nuestra salud. Algunos de sus beneficios son:

Reducción del estrés y la ansiedad.
Disminución de la presión arterial.
Mejora de la concentración.
Aumento de la creatividad.
Regulación del estado de ánimo y menos cambios de humor.
Mayor oxigenación, que mejora la función cerebral.
Disminución de la respuesta de lucha o huida
Mejor calidad del sueño.

ANTES DE EMPEZAR

La industria del «bienestar» quiere convencerte de que tus problemas pueden resolverse con la postura de yoga adecuada o con la técnica de respiración perfecta. Pero la vida no es tan sencilla, y el propio sistema en que vivimos nos impide alcanzar ese bienestar. Si tus necesidades básicas no están cubiertas, respirar profundamente no va a solucionar nada. Para ilustrarlo, Abraham Maslow propuso la jerarquía de necesidades que se muestra en la página opuesta.

Si no tenemos comida, refugio, agua y descanso, no podemos acceder a la creatividad, la confianza, la moral ni la espiritualidad.

Antes de empezar con los ejercicios, tómate un momento para considerar las cuestiones básicas: ¿He dormido, comido y me he duchado? ¿Estoy en un entorno seguro? ¿Tengo sed? ¿Necesito ir al baño? Lo primero es atender tus necesidades primarias.

¿POR QUÉ SIENTO QUE NADA ENCAJA?

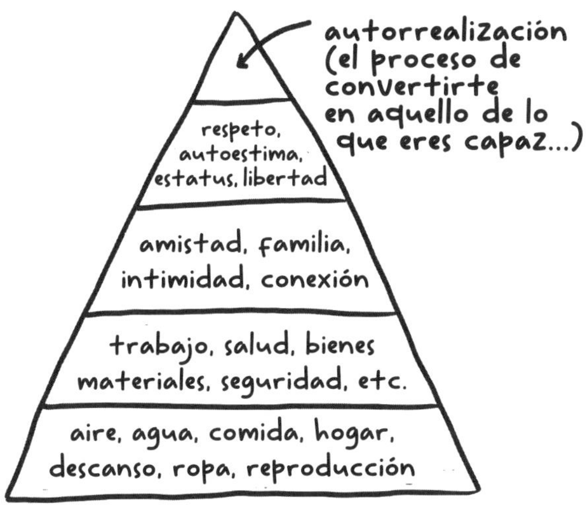

EN ESTE MOMENTO, TODOS NOS SENTIMOS DESESTABILIZADOS...

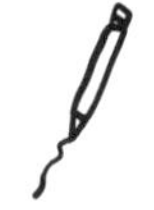

COMPRUEBA TUS NIVELES DE BIENESTAR

¿Qué factores externos podrían estar afectando tu bienestar en este momento? ¿Tienes dificultades económicas? ¿Hace mal tiempo? ¿Tienes alguna necesidad insatisfecha? Identifica esos factores y anótalos aquí.

Hoy me siento:

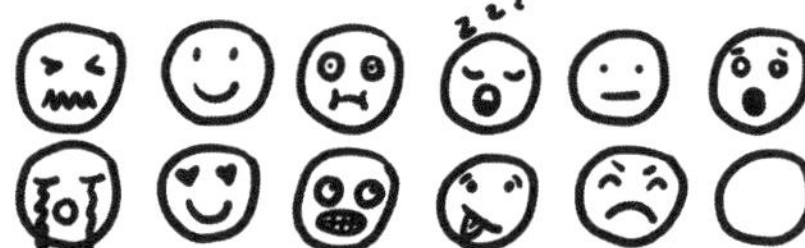

El tiempo hoy:

Estación:

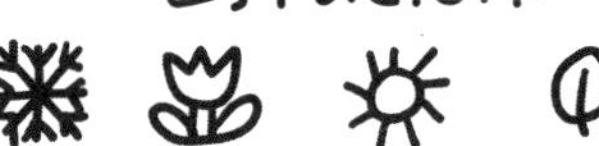

Fase lunar:

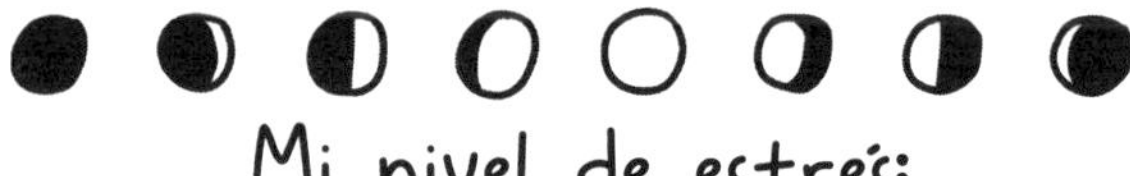

Mi nivel de estrés:

1 2 3 4 5 6 7 8 9 10

- [ ] Estoy hidratado
- [ ] He dormido lo suficiente
- [ ] He comido
- [ ] He movido mi cuerpo
- [ ] He conectado
- [ ] He hecho caca
- [ ] He pasado tiempo al aire libre

Zzzz

Escribe por qué te sientes agradecido

Ahora busca una postura cómoda. Lleva una mano al pecho y susúrrate: «Te quiero».

Empieza por la página que quieras.

GUÍA DE ICONOS

Estos iconos te pueden ayudar a orientarte y elegir el ejercicio que mejor se adapte a tu momento. Por ejemplo, reserva aquellos que requieren cerrar los ojos o tumbarse a oscuras en una habitación para cuando las circunstancias lo permitan.

Las prácticas de este libro están organizadas según su duración aproximada: un minuto, cinco minutos, diez minutos o sesenta minutos. Si giras el libro sobre su lomo, podrás reconocer de un vistazo qué ejercicios requieren más tiempo. (Fíjate en la franja negra.)

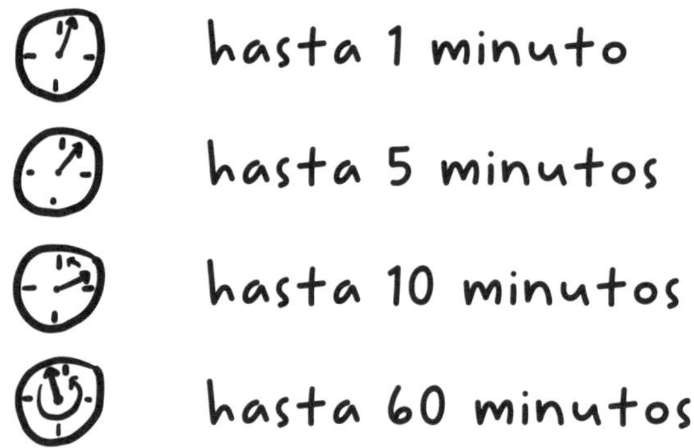

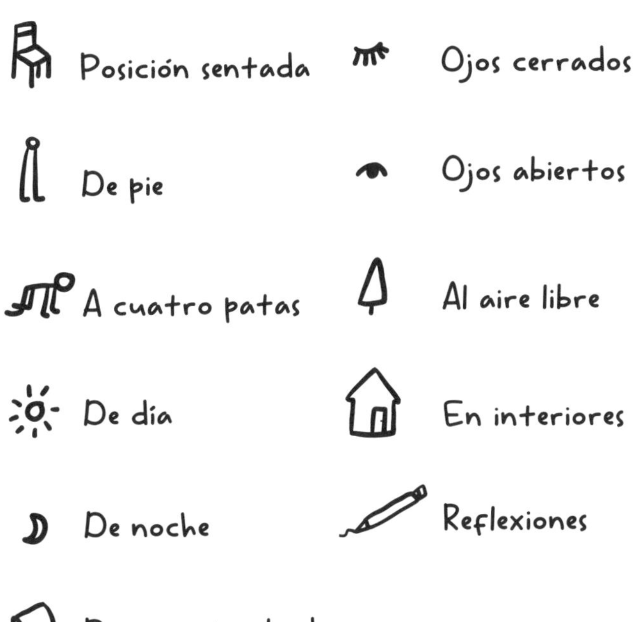
Posición sentada
Ojos cerrados
De pie
Ojos abiertos
A cuatro patas
Al aire libre
De día
En interiores
De noche
Reflexiones
Posición tumbada

AQUELLO QUE ME
IMPULSA A SEGUIR
EN LOS MOMENTOS
DIFÍCILES HA
ABANDONADO MI
CUERPO...

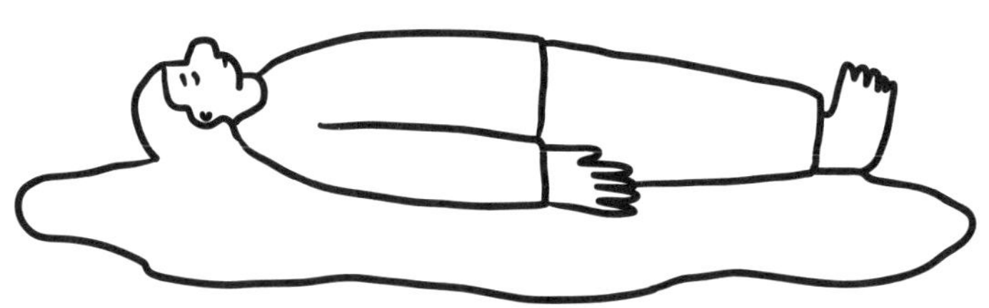

1 MINUTO O MENOS

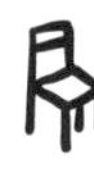

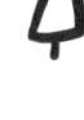
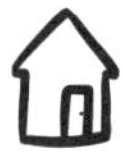

RESPIRACIÓN DE LA ABEJA

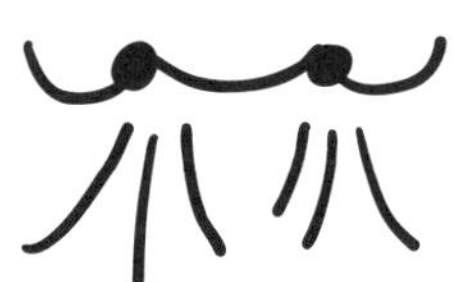

Inhala por
la nariz.

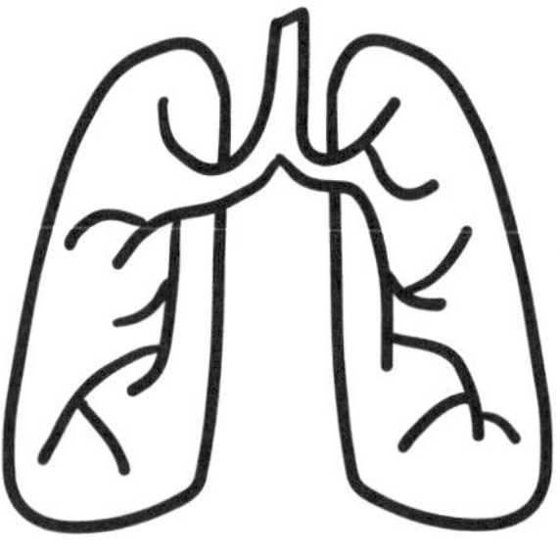

Alarga la inspiración
hasta llenar los pulmones.

Al exhalar, emite un zumbido como el de una abeja, y mantenlo tanto tiempo como puedas.

Repite.

Variación:
Tápate los oídos con los pulgares y los ojos con los demás dedos. En vez del zumbido de abeja, prueba con «Hmmm».

dobla por aquí para volver a esta página →

NOTAS

ANTES ME SENTÍA:

AHORA ME SIENTO:

LA PRÓXIMA VEZ CAMBIARÉ:

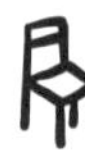

RESPIRACIÓN ARRIBA ABAJO

Cierra los ojos.
Inspira profundamente
por la nariz.

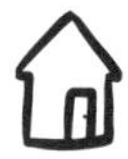

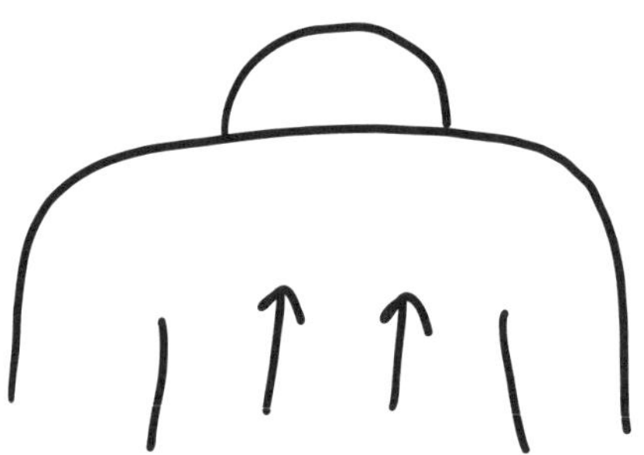

Al inhalar, eleva los hombros
hacia las orejas.

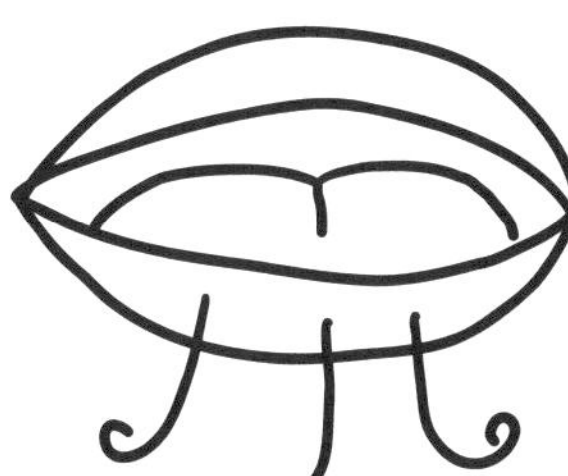

Exhala por la boca haciendo un sonido fuerte como «HAAA».

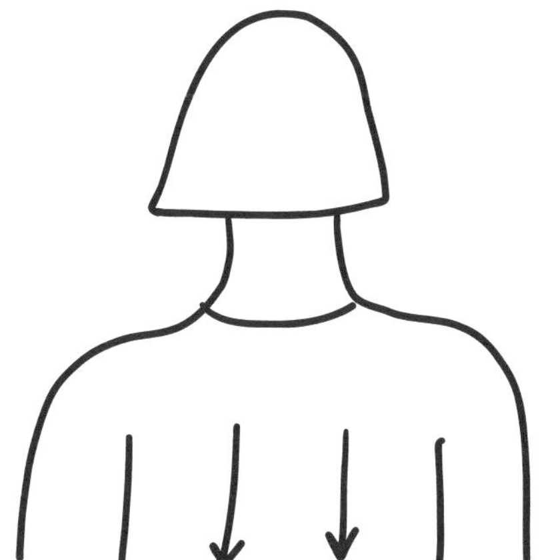

Al exhalar, deja caer los hombros hacia abajo.

Repite.

dobla por aquí para volver a esta página →

NOTAS

ANTES ME SENTÍA:

AHORA ME SIENTO:

LA PRÓXIMA VEZ CAMBIARÉ:

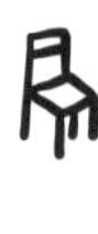
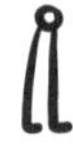

DESPEDIDA DEL BARCO

Visualiza aquello que te preocupa o te causa malestar.

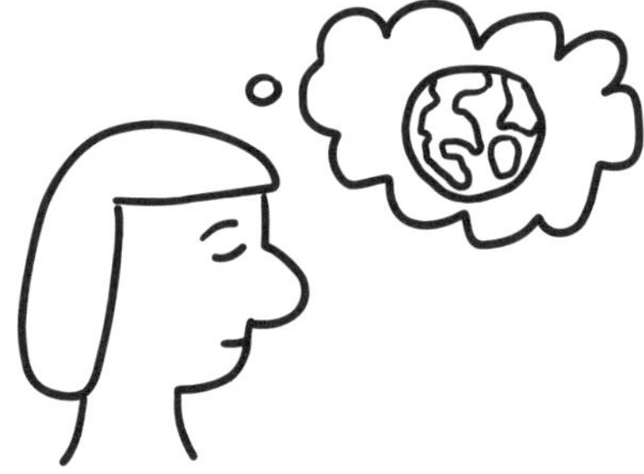

Una vez que la imagen sea nítida, colócala dentro de un barco.

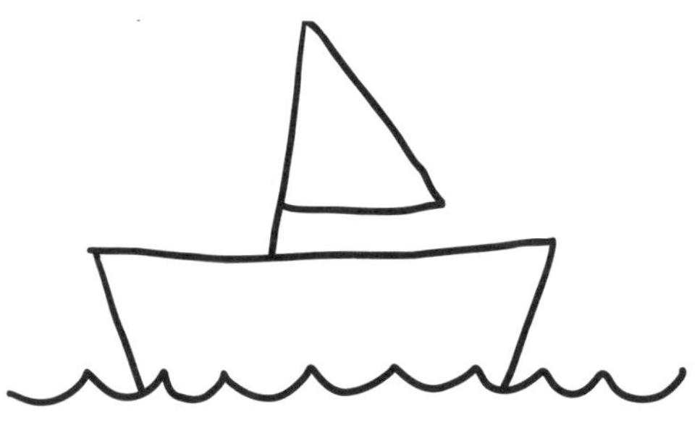

Di adiós a tu preocupación y despídete de ella.

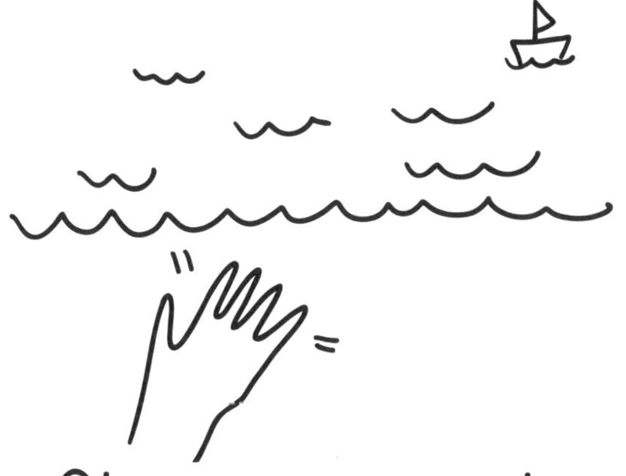

Observa cómo se aleja de tu cuerpo haciéndose cada vez más pequeña...

... hasta que la pierdas por completo de vista.

dobla por aquí para volver a esta página →

NOTAS

ANTES ME SENTÍA:

AHORA ME SIENTO:

LA PRÓXIMA VEZ CAMBIARÉ:

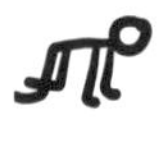

GATO / VACA

Comienza en posición de mesa. Coloca las muñecas justo debajo de los hombros y las rodillas debajo de las caderas.

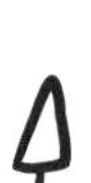
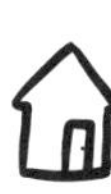
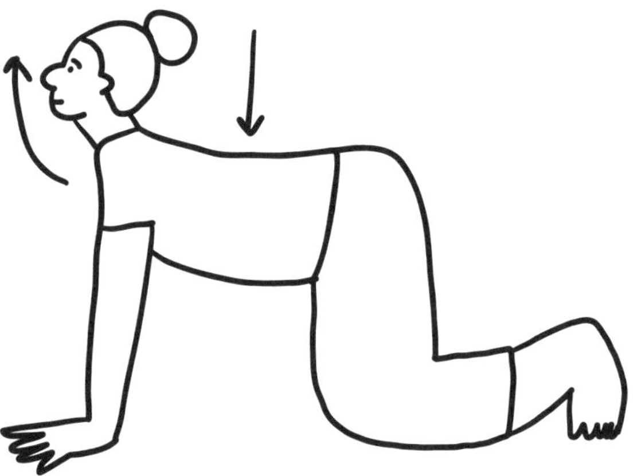

Inspira profundamente mientras bajas el abdomen hacia el suelo y elevas la cabeza hacia el techo, como una vaca.

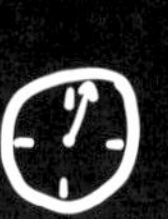

Suelta todo el aire mientras llevas el abdomen hacia adentro. Redondea la espalda como un gato y esconde la cabeza para mirar hacia tu ombligo.

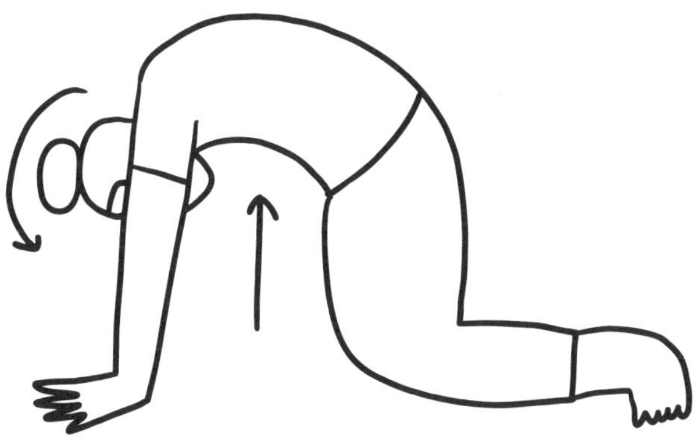

Repite varias veces, despacio. Deja que tu respiración guie cada movimiento.

dobla por aquí para volver a esta página →

NOTAS

ANTES ME SENTÍA:

AHORA ME SIENTO:

LA PRÓXIMA VEZ CAMBIARÉ:

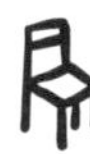
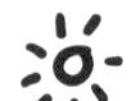

RESPIRACIÓN DEL LEÓN

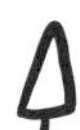
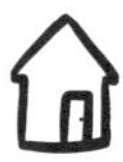

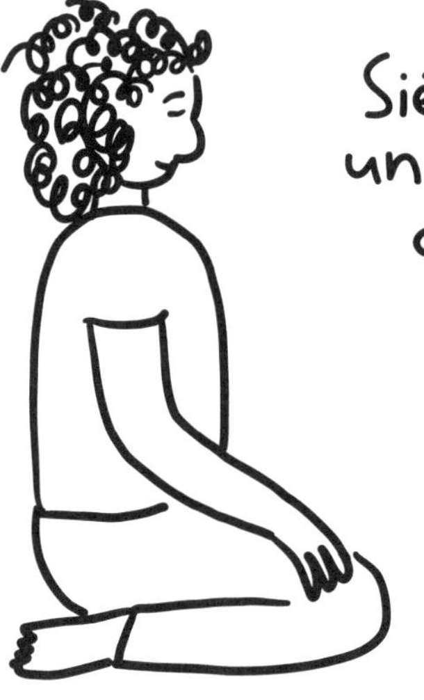

Siéntate en una postura cómoda.

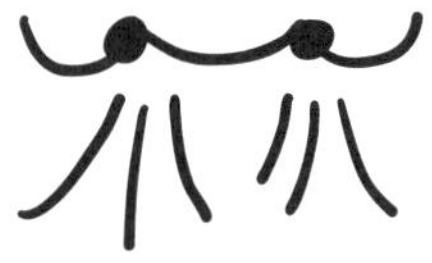

Inhala por la nariz.

Abre la boca para exhalar. Saca la lengua,

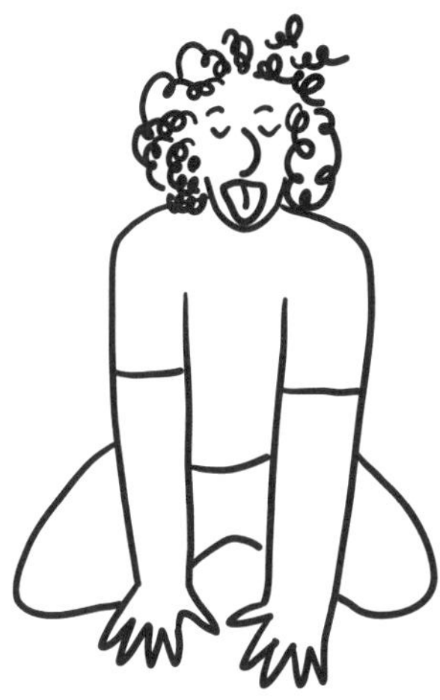

y suelta el aire con fuerza, imitando un «rugido».

Repite 3 veces.

Variación:
Alterna cada respiración del león con una respiración natural durante un máximo de 3 minutos.

dobla por aquí para volver a esta página →

NOTAS

ANTES ME SENTÍA:

AHORA ME SIENTO:

LA PRÓXIMA VEZ CAMBIARÉ:

HUELE LAS FLORES, SOPLA LAS VELAS

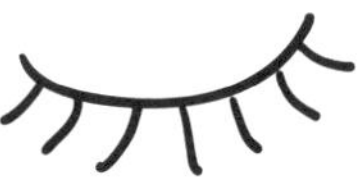

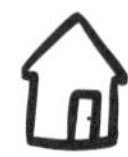

Cierra los ojos.

Imagina una flor
en todo su esplendor.

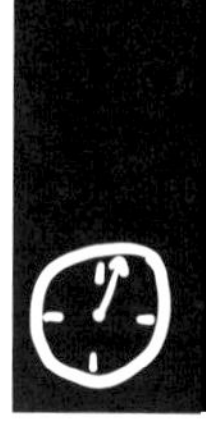

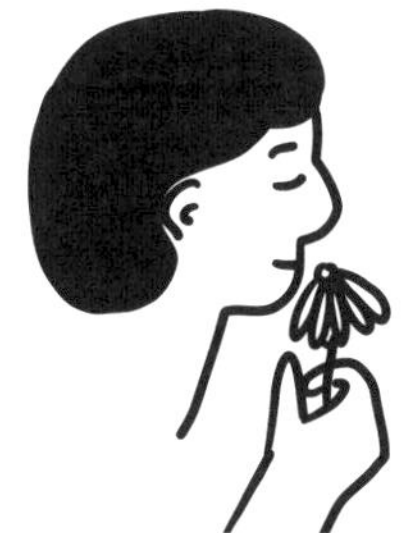

Respira profundamente por la nariz y aspira su aroma.

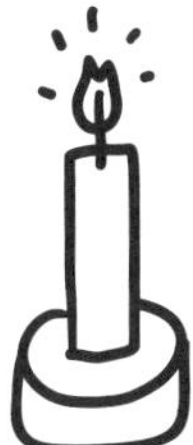

Redondea los labios y exhala lentamente por la boca, como si soplaras una vela.

Variación:
Pide un deseo mientras soplas la vela.
Visualiza tu intención con la mayor claridad posible.

dobla por aquí para volver a esta página →

NOTAS

ANTES ME SENTÍA:

AHORA ME SIENTO:

LA PRÓXIMA VEZ CAMBIARÉ:

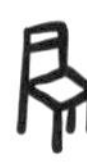

RESPIRACIÓN CUADRADA

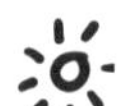

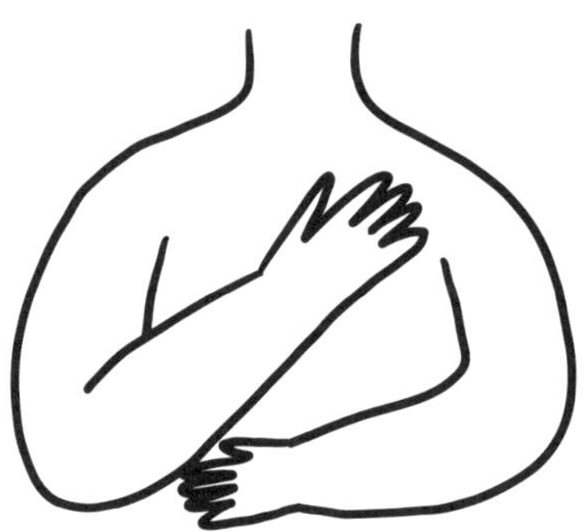

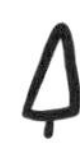

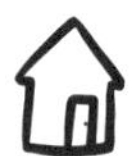

Lleva la
mano derecha
al corazón
y
la mano izquierda
al abdomen.

1. Inhala profundamente durante 4 segundos.

2. Sostén la respiración durante 4 segundos.

3. Exhala durante 4 segundos.

4. Sostén la respiración otros 4 segundos antes de la siguiente inhalación.

Repite 4 veces.

dobla por aquí para volver a esta página →

NOTAS

ANTES ME SENTÍA:

AHORA ME SIENTO:

LA PRÓXIMA VEZ CAMBIARÉ:

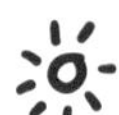

ABRAZO DE MARIPOSA

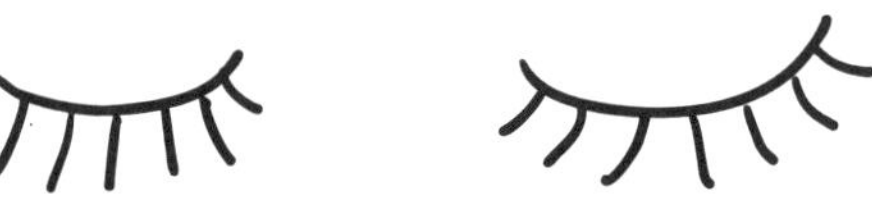

Cierra los ojos y cruza los brazos sobre el pecho.

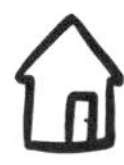

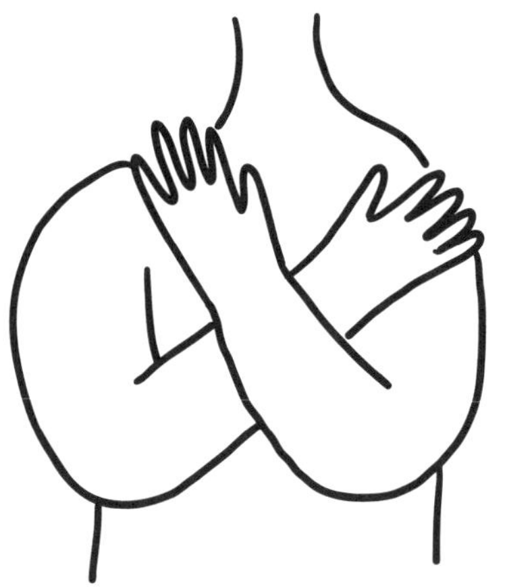

Inhala y exhala lentamente.

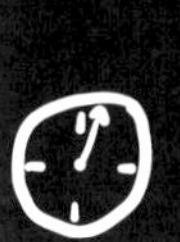

Coloca los dedos sobre las clavículas y da pequeños toques, alternando las yemas como si tocaras el piano muy deprisa.

tap
tap

Sigue dando toques mientras respiras lenta y profundamente, hasta notar un cambio en tu energía.

dobla por aquí para volver a esta página →

NOTAS

ANTES ME SENTÍA:

AHORA ME SIENTO:

LA PRÓXIMA VEZ CAMBIARÉ:

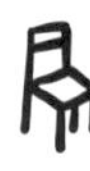

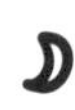

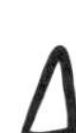

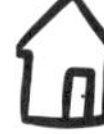

UN SORBO DE AGUA

Llena un vaso con agua y siéntate en una postura cómoda.

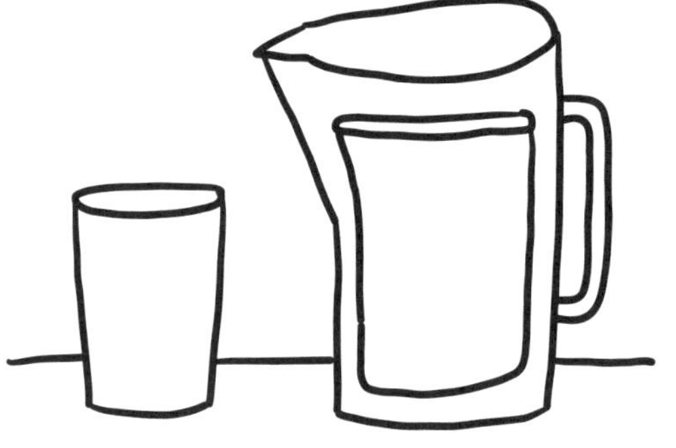

Respira hondo.
Bebe un sorbo despacio.

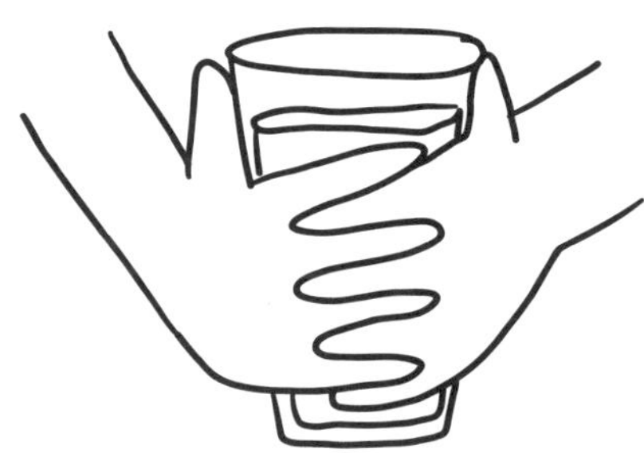

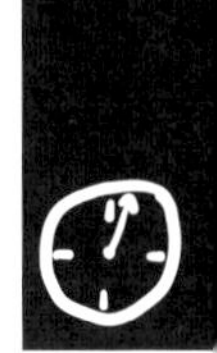

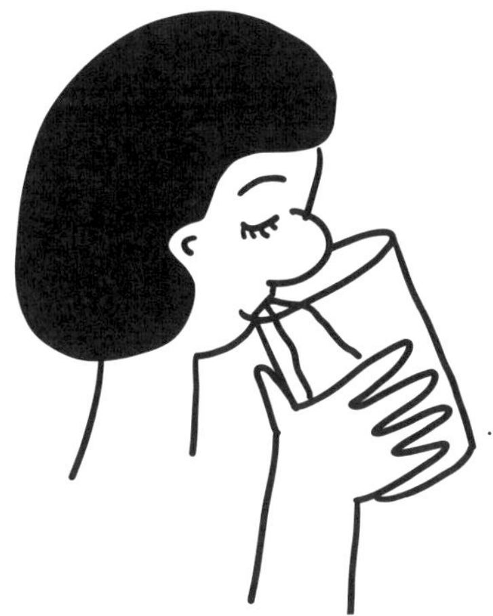

Siente cómo el agua desciende por la garganta e imagina que va arrastrando consigo el estrés.

Deja que su frescor disuelva tus preocupaciones.

Repite con cada sorbo.

dobla por aquí para volver a esta página →

NOTAS

ANTES ME SENTÍA:

AHORA ME SIENTO:

LA PRÓXIMA VEZ CAMBIARÉ:

NO ES
CULPA TUYA

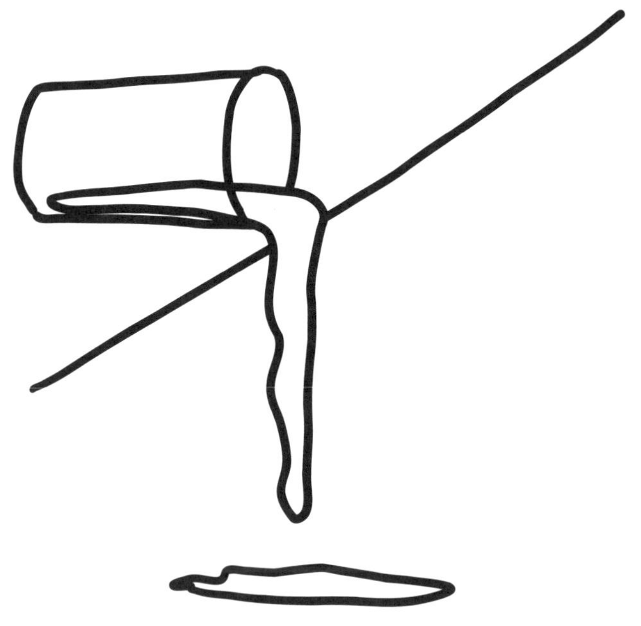

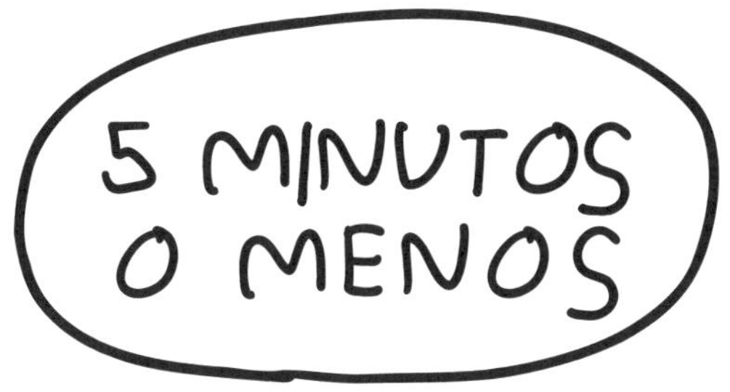
5 MINUTOS
O MENOS

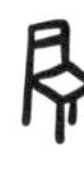

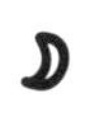

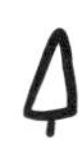
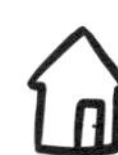

3 COSAS INEXPLICABLEMENTE HERMOSAS

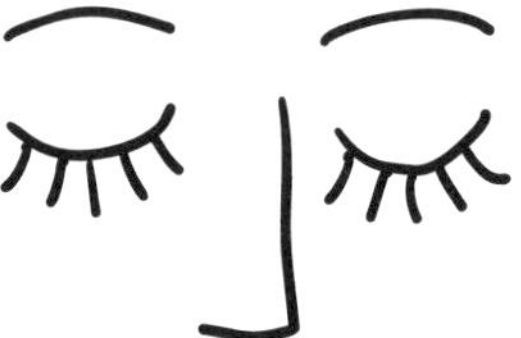

Cierra los ojos. Respira lento y profundo.

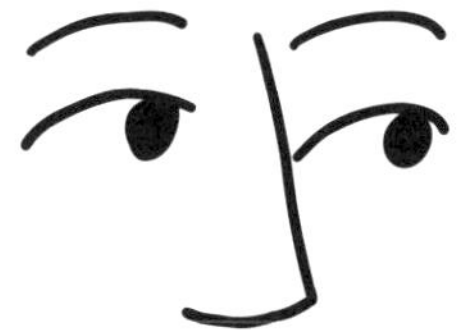

Abre los ojos y mira a tu alrededor, sin buscar nada en particular, hasta que algo hermoso llame tu atención.

Deja que tu atención
repose en ese objeto hermoso.

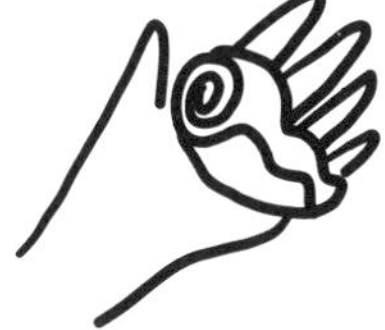

Admira sus colores, sus
formas, su textura,
su historia...

¿Qué tiene de especial?

Repite el ejercicio dos veces más,
encontrando otras dos cosas
para observar con atención.

dobla por aquí para volver a esta página →

NOTAS

ANTES ME SENTÍA:

AHORA ME SIENTO:

LA PRÓXIMA VEZ CAMBIARÉ:

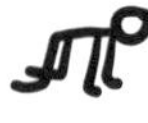

POSTURA DEL NIÑO

Ponte de rodillas en el suelo. Apoya los empeines y junta los dedos gordos de los pies. Siéntate sobre los talones.

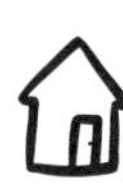

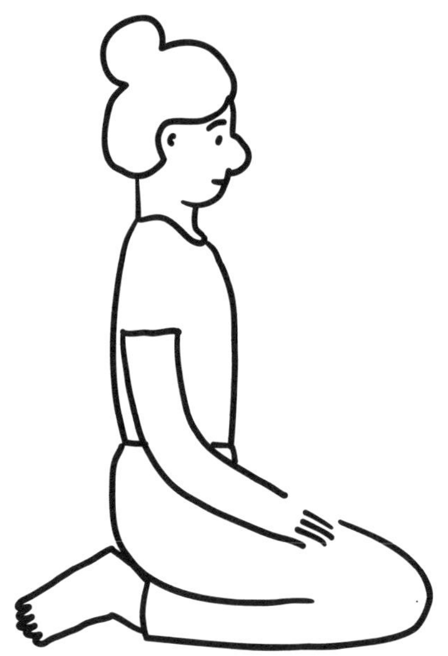

Inspira profundamente. Al exhalar, inclina el tronco hacia adelante con la intención de apoyar el pecho sobre los muslos. Respira hondo.

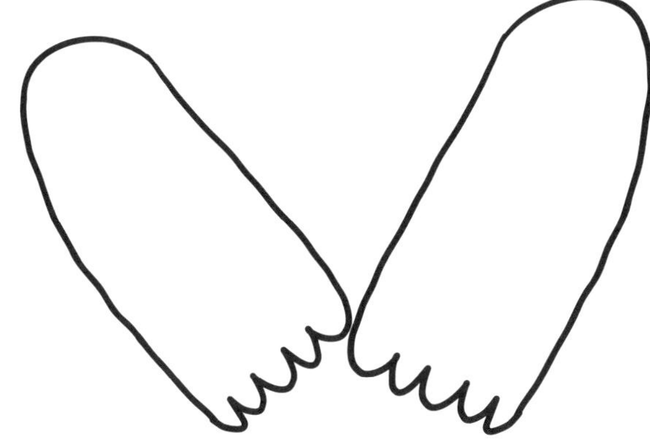

Extiende los brazos hacia adelante
o dejalos descansar a los costados,
con la frente apoyada en el suelo.

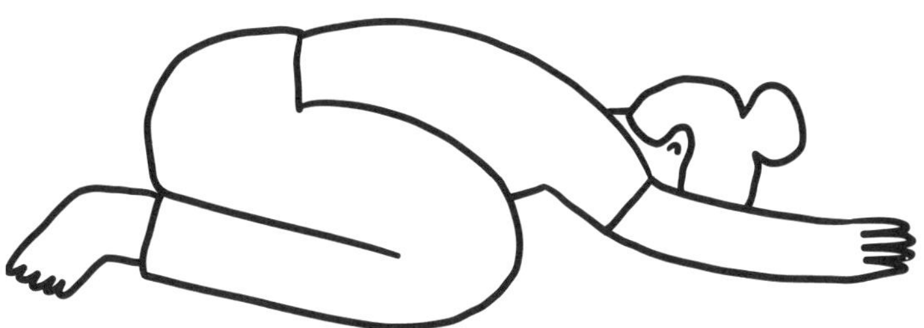

Respira de manera natural.

dobla por aquí para volver a esta página →

NOTAS

ANTES ME SENTÍA:

AHORA ME SIENTO:

LA PRÓXIMA VEZ CAMBIARÉ:

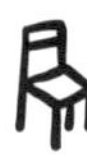
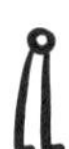

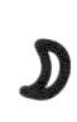

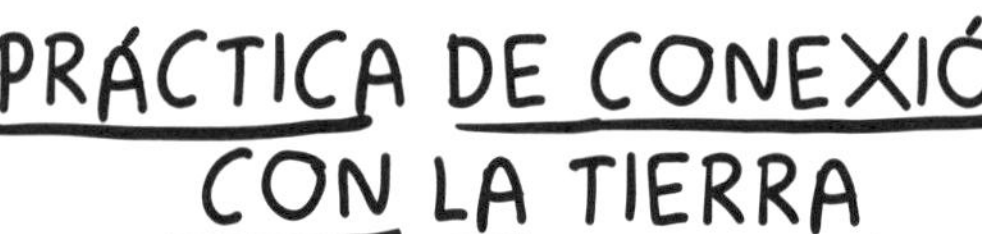

Ponte de pie o toma asiento. Asegúrate de que los pies están en contacto con el suelo. Si puedes, quítate los zapatos.

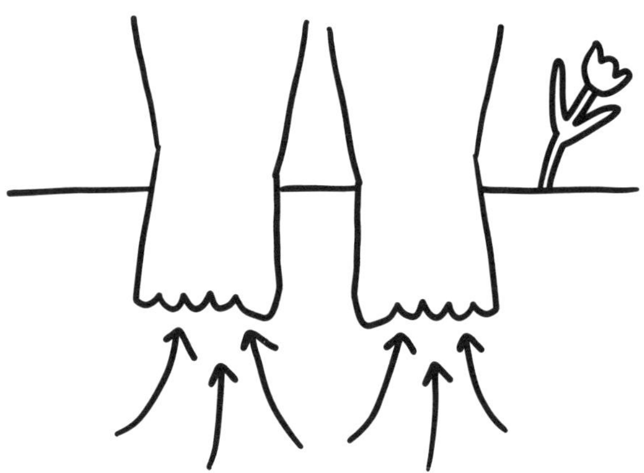

Cierra los ojos. Apoya los pies con firmeza, y siente el contacto de cada dedo con la superficie. Imagina que el suelo se eleva hacia las plantas de los pies.

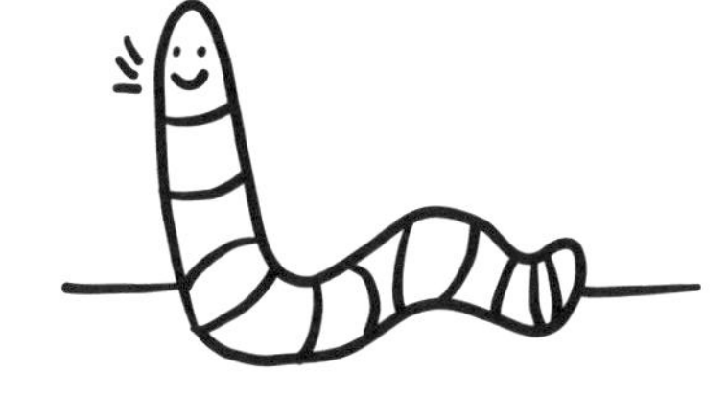

Repite mentalmente:

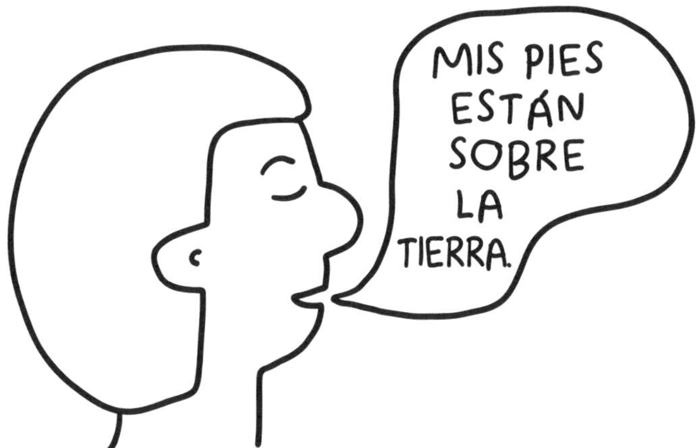

Sigue concentrándote en la sensación de los pies firmes sobre el suelo mientras repites la frase, hasta que la tensión se disipe.

dobla por aquí para volver a esta página →

NOTAS

ANTES ME SENTÍA:

AHORA ME SIENTO:

LA PRÓXIMA VEZ CAMBIARÉ:

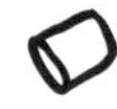

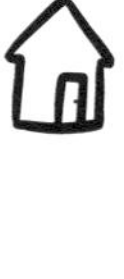

RESPIRACIÓN ABDOMINAL

Túmbate boca arriba.

Apoya una mano en el pecho y la otra en el abdomen.

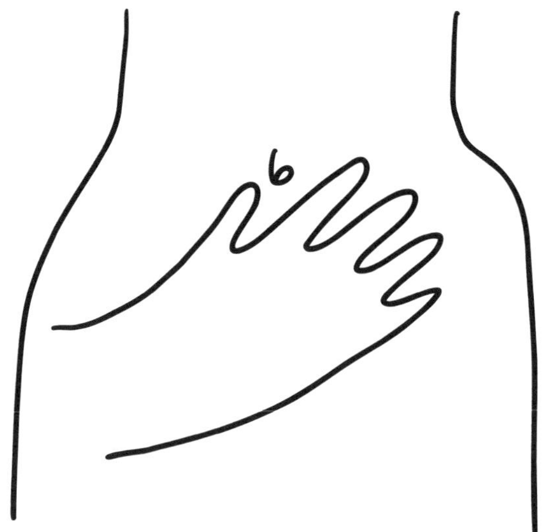

Inhala profundamente por la nariz, llenando el abdomen con todo el aire posible.

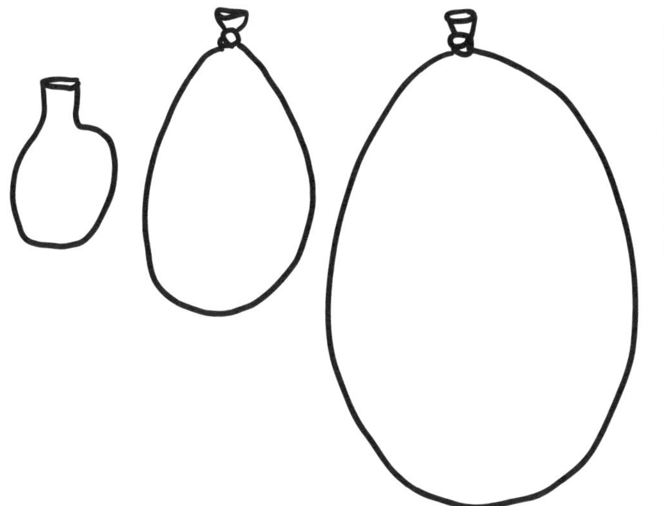

Siente como el abdomen se infla y procura que el pecho no se eleve.

Cuando no puedas inspirar más, aguanta un momento la respiración.

Exhala lentamente por la boca, notando como el abdomen se desinfla.

Repite.

dobla por aquí para volver a esta página →

NOTAS

ANTES ME SENTÍA:

AHORA ME SIENTO:

LA PRÓXIMA VEZ CAMBIARÉ:

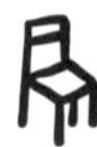

POSTURA DE RECOGIMIENTO

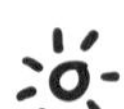

Siéntate en el suelo. Puedes colocar una manta o un cojín para mayor comodidad.

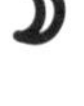
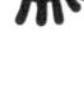
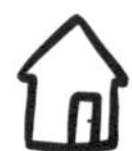

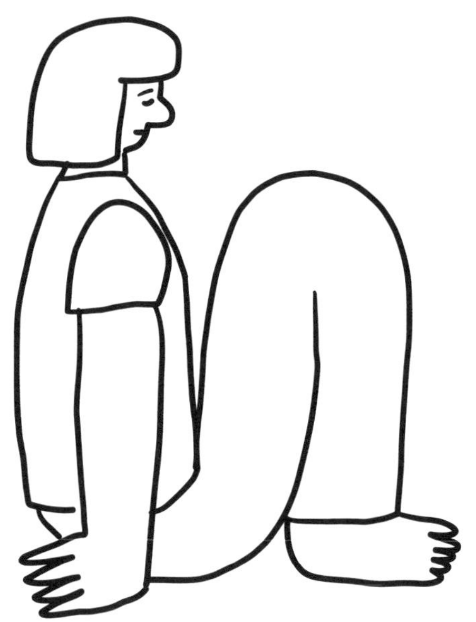

Abraza tus piernas y sujeta con cada mano el antebrazo contrario.

Esconde la cabeza y apoya en lo posible la frente sobre las rodillas.

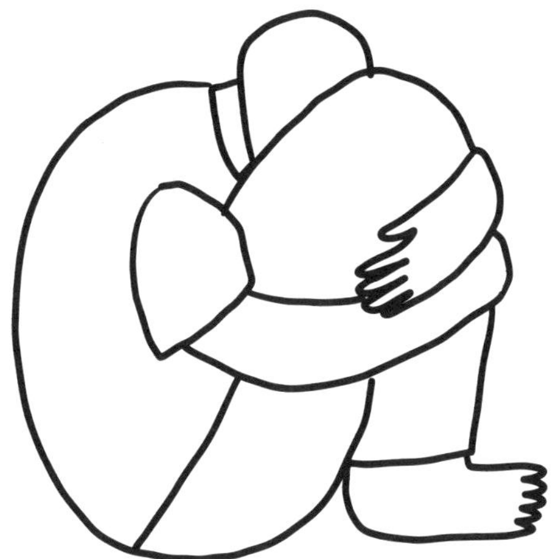

Respira profundamente.
Percibe el calor que genera tu propio cuerpo.

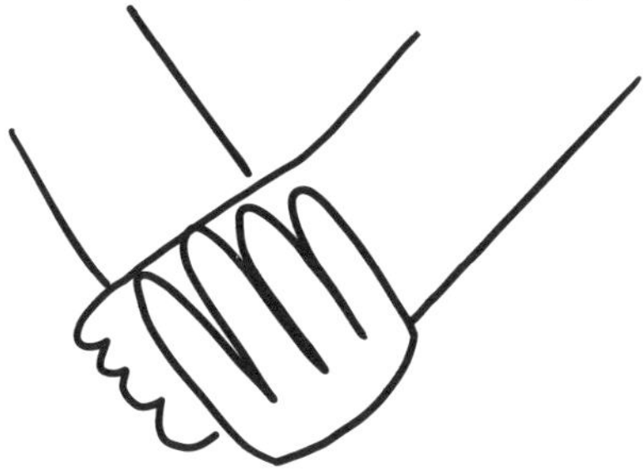

Siente tu propio abrazo.

dobla por aquí para volver a esta página →

NOTAS

ANTES ME SENTÍA:

AHORA ME SIENTO:

LA PRÓXIMA VEZ CAMBIARÉ:

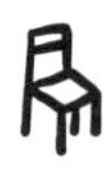

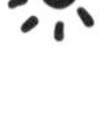

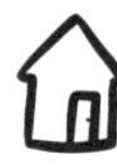

RELAJACIÓN MUSCULAR

Siéntate en una posición cómoda.

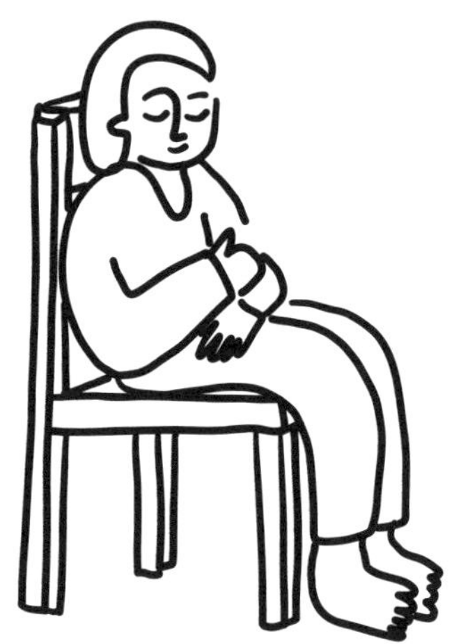

Deja que las manos reposen sobre el regazo.

Cierra los ojos.
Respira profundamente.

Aprieta las manos
en un puño.

Presiona las uñas
contra las palmas.

Percibe la tensión en los puños
y mantenla así durante unas
cuantas respiraciones.

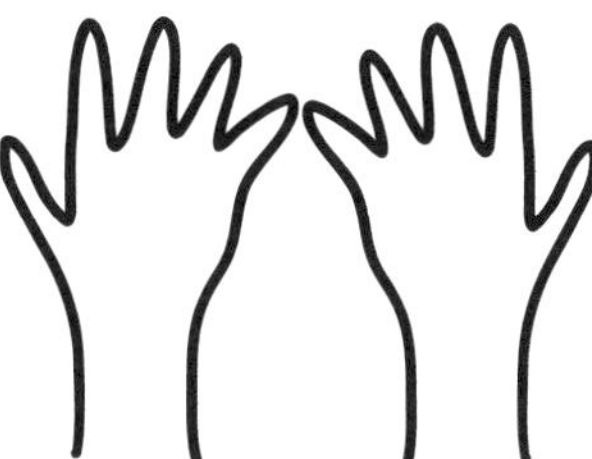

Abre las manos.
Suelta toda esa tensión.

dobla por aquí para volver a esta página →

NOTAS

ANTES ME SENTÍA:

AHORA ME SIENTO:

LA PRÓXIMA VEZ CAMBIARÉ:

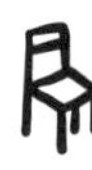

CANTA PARA RECONECTAR CON EL CUERPO

Elige una canción que te entusiasme cantar a todo pulmón.

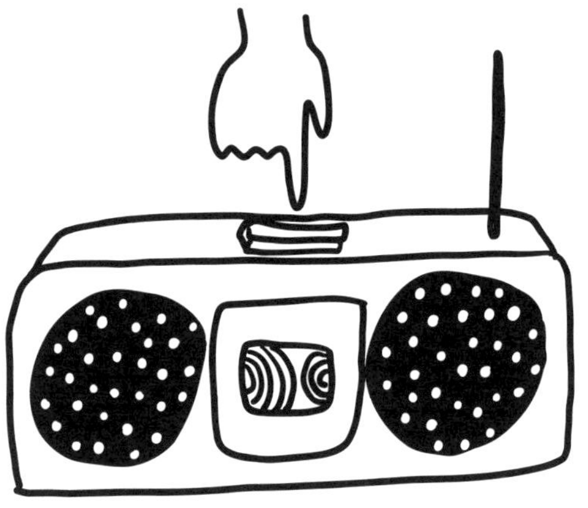

Dale al play.

Respira hondo por la nariz.

Canta lo
más fuerte
que puedas.

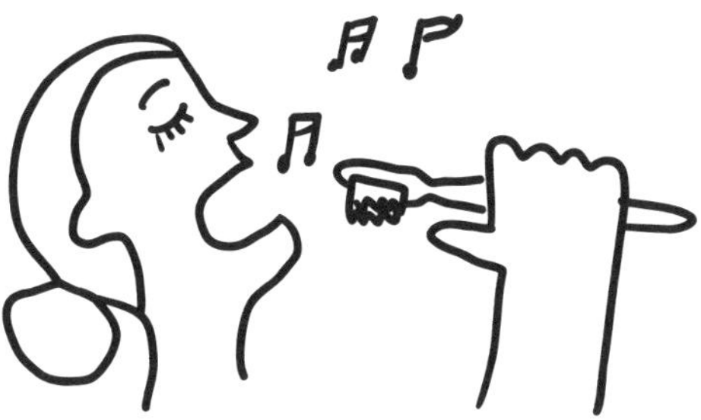

Deja que la música te
llene por dentro.

dobla por aquí para volver a esta página →

NOTAS

ANTES ME SENTÍA:

AHORA ME SIENTO:

LA PRÓXIMA VEZ CAMBIARÉ:

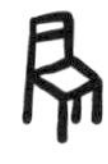

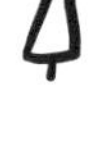

3-3-3 PARA CALMAR LA ANSIEDAD

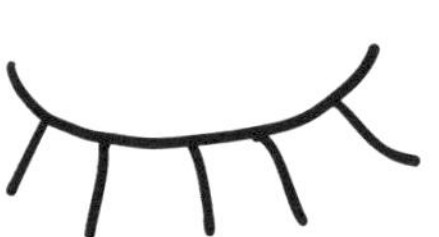
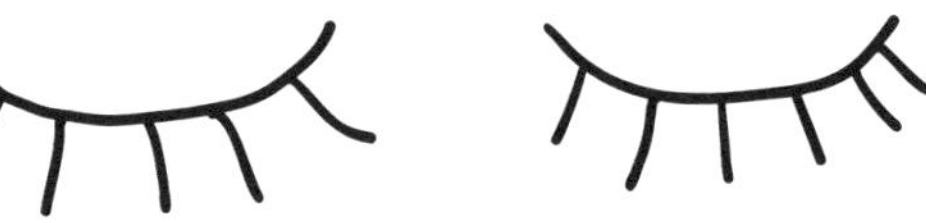

Siéntate.
Cierra los ojos
y respira hondo.

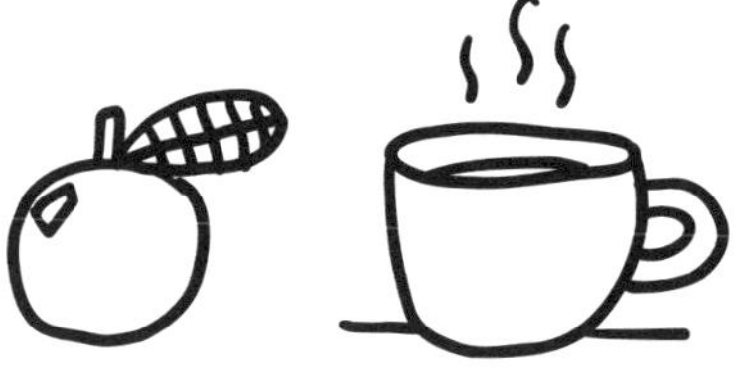
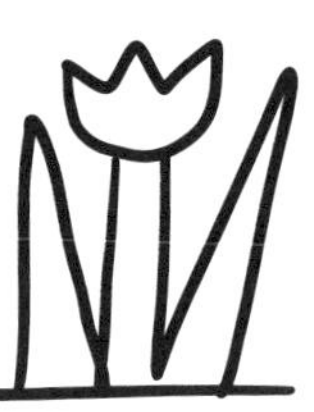

Abre los ojos y fíjate
en 3 objetos.

Luego escucha
3 sonidos.

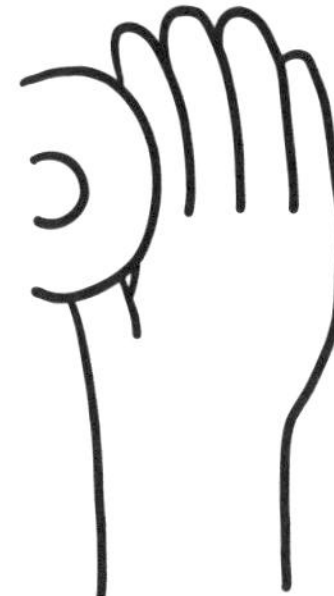

Mueve ahora 3 partes
del cuerpo.

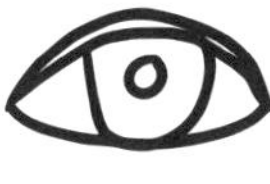

Termina con una inhalación
profunda y una
exhalación completa.

dobla por aquí para volver a esta página →

NOTAS

ANTES ME SENTÍA:

AHORA ME SIENTO:

LA PRÓXIMA VEZ CAMBIARÉ:

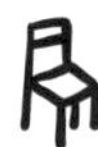

INMERSIÓN EN FRÍO

Prepara un recipiente con agua fría, lo bastante grande para sumergir la cara.

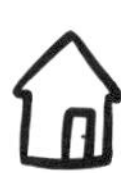

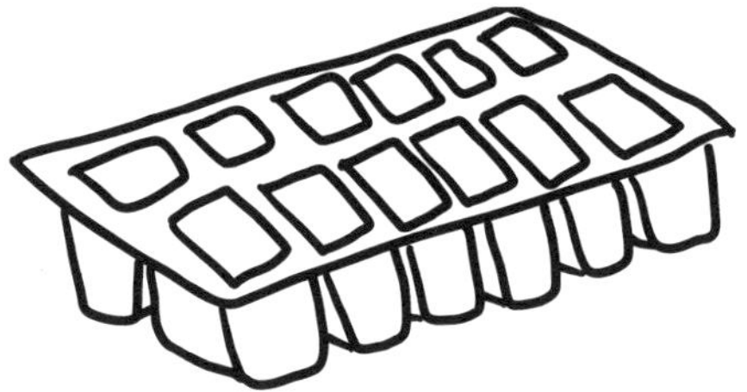

Añade cubitos de hielo para que el agua esté bien fría.

Sumerge la cara en el agua durante intervalos de 5 a 10 segundos.

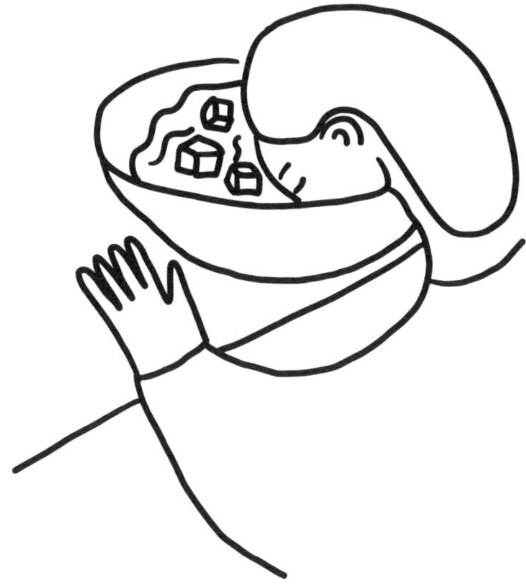

Tómate descansos cuando lo necesites. Respira profundamente entre cada inmersión.

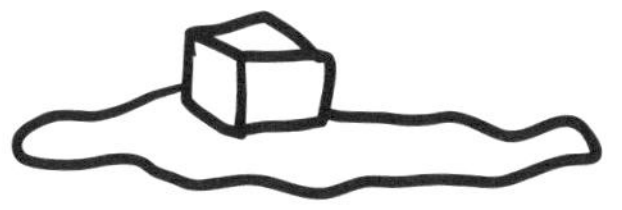

dobla por aquí para volver a esta página →

NOTAS

ANTES ME SENTÍA:

AHORA ME SIENTO:

LA PRÓXIMA VEZ CAMBIARÉ:

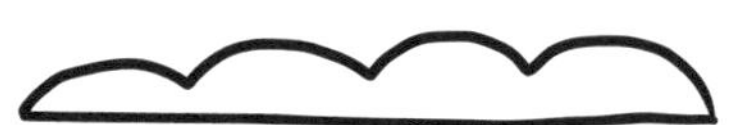

PERMÍTETE SABOREAR CUALQUIER MOMENTO DE ALEGRÍA QUE SURJA...

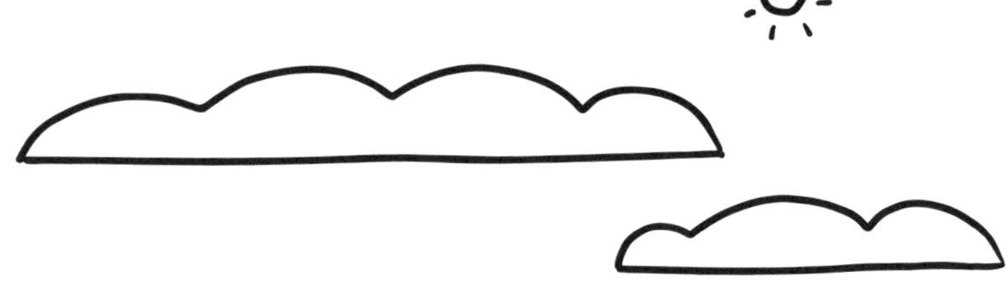

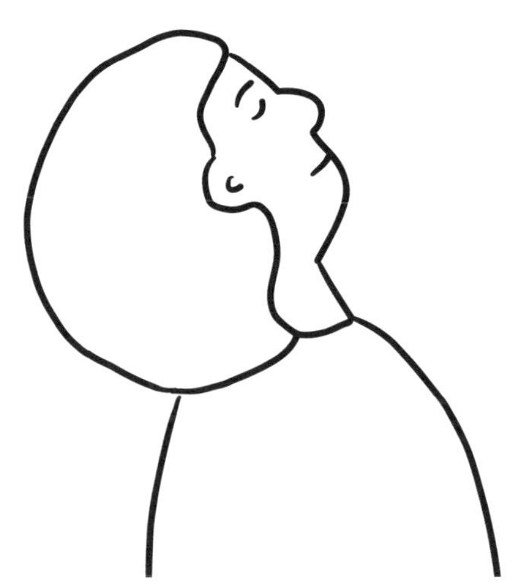

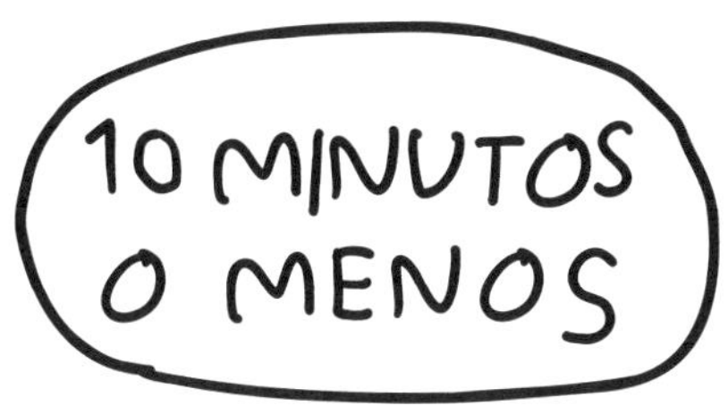
10 MINUTOS
O MENOS

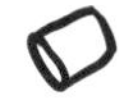

ESCANEO CORPORAL

Túmbate.
Cierra los ojos.

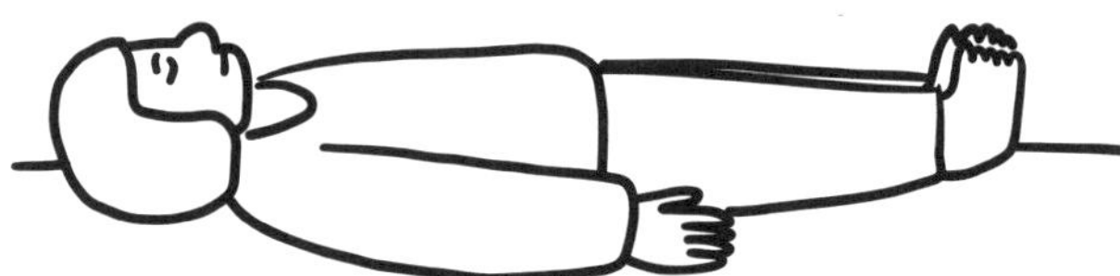

Empezando por los dedos de los pies, dirige tu atención a cada parte del cuerpo.

Recorre mentalmente tu cuerpo muy despacio y siente cómo cada zona que imaginas se relaja y se vuelve blanda, como de gelatina.

Dedos de los pies, pies, tobillos, pantorrillas, rodillas, muslos, glúteos, caderas, abdomen, pecho, brazos, axilas, cuello, todas las partes de la cara y de la cabeza.

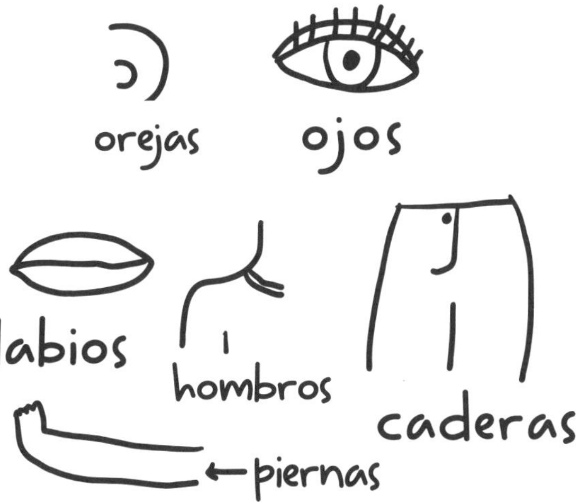

Permanece en esa quietud hasta que sientas que es momento de moverte.

dobla por aquí para volver a esta página →

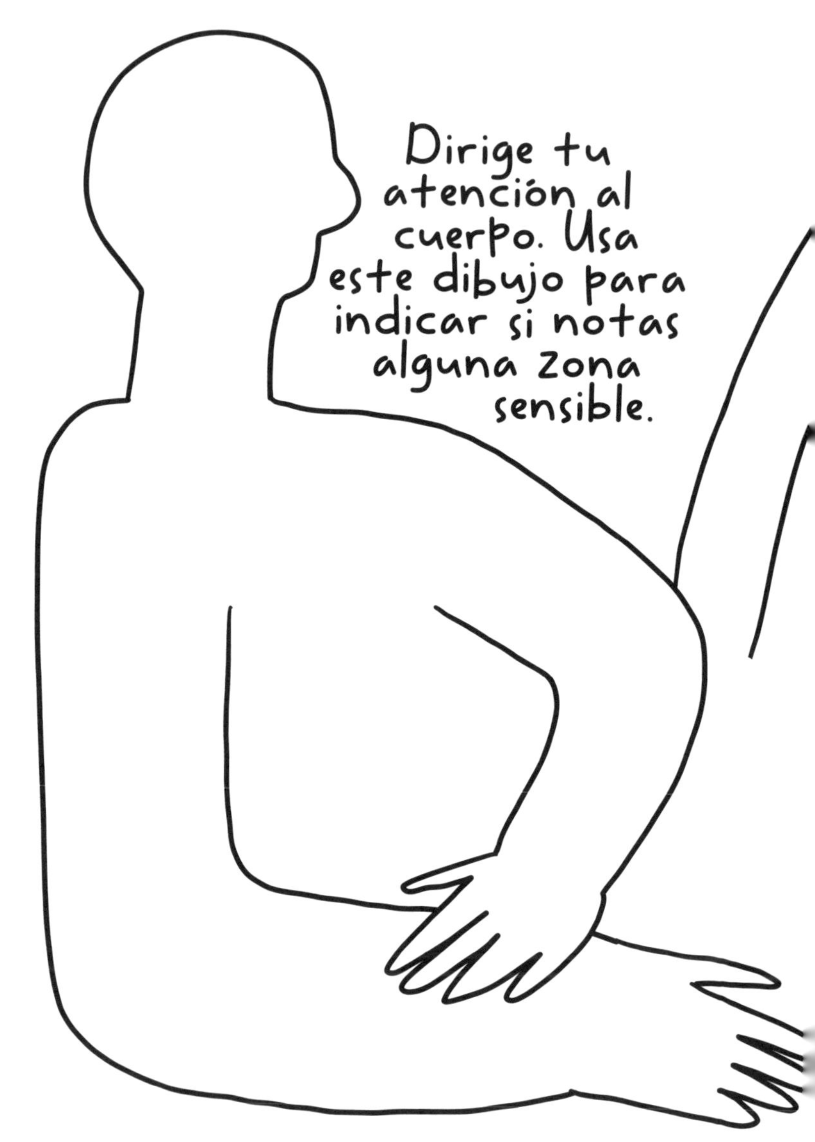
Dirige tu atención al cuerpo. Usa este dibujo para indicar si notas alguna zona sensible.

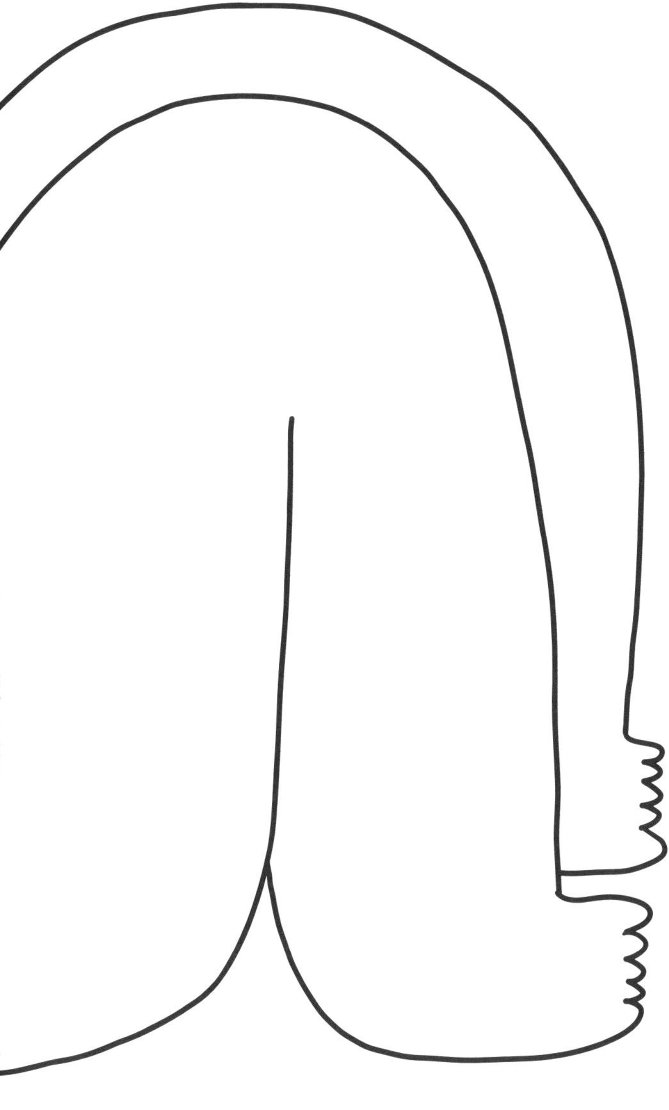

dobla por aquí para volver a esta página →

NOTAS

ANTES ME SENTÍA:

AHORA ME SIENTO:

LA PRÓXIMA VEZ CAMBIARÉ:

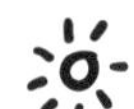

PONTE A COLOREAR

Respira hondo.
Piensa: Lo único que tengo que hacer ahora mismo es colorear esta página.

Utiliza cualquier material que tengas a mano.

Elige colores que te relajen.

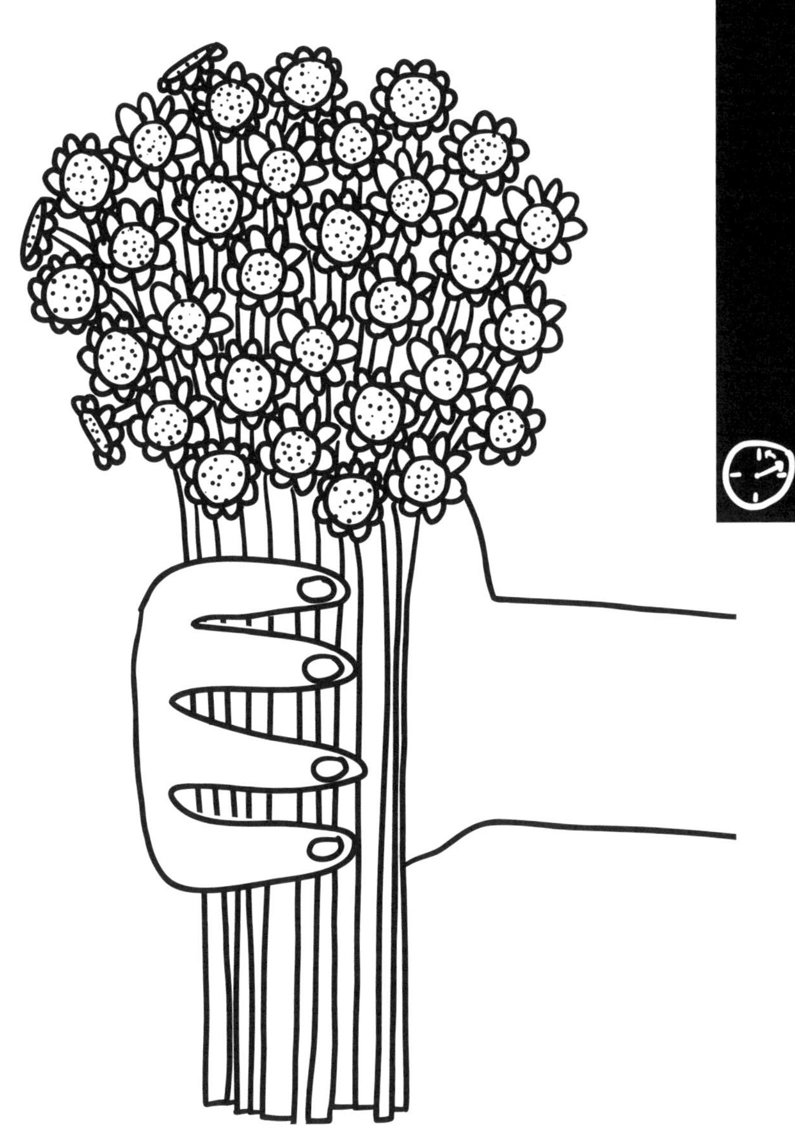

dobla por aquí para volver a esta página →

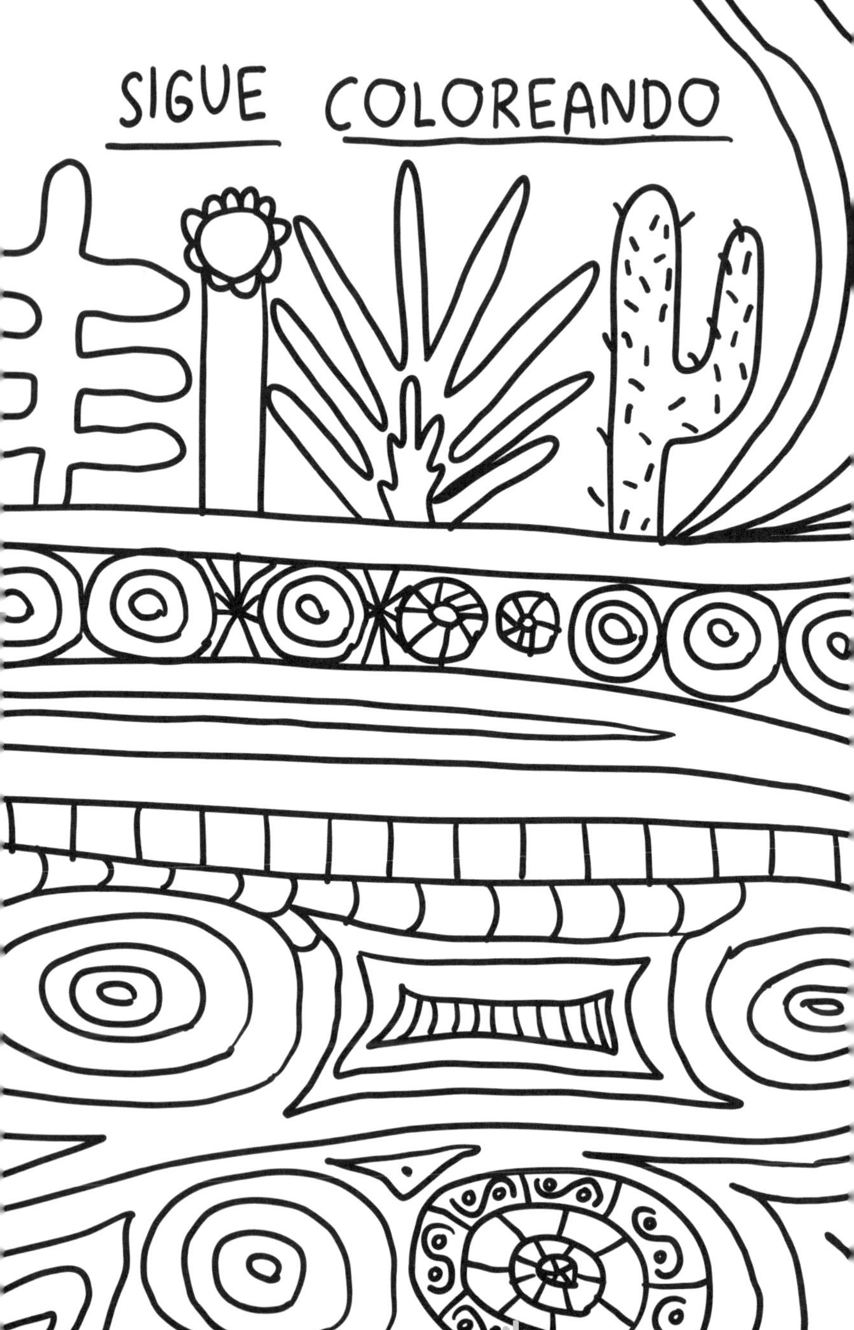
SIGUE COLOREANDO

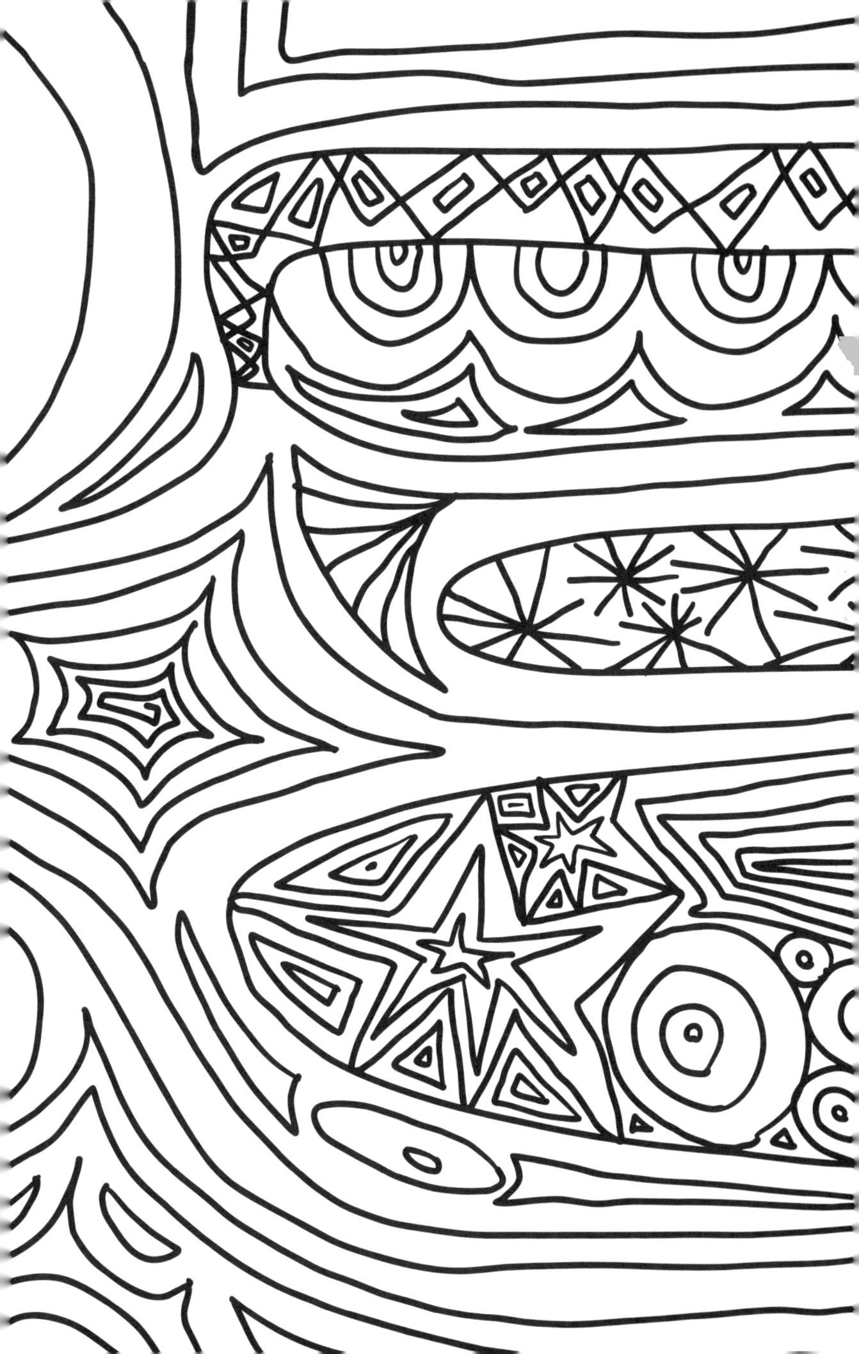

NOTAS

ANTES ME SENTÍA:

AHORA ME SIENTO:

LA PRÓXIMA VEZ CAMBIARÉ:

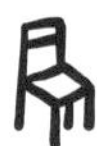

ESCANEA LA HABITACIÓN

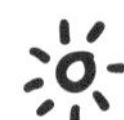

Siéntate.
Respira profundamente.

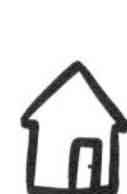

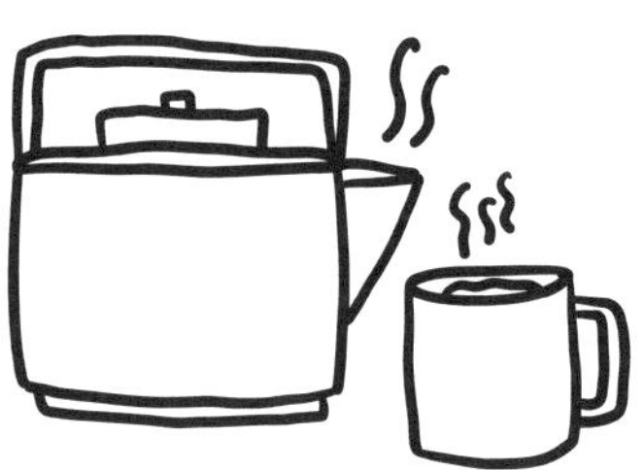

Observa el lugar en el que estás.

Recorre con la mirada cada superficie y cada objeto, uno por uno.

Haz un inventario mental y ve nombrando, en silencio, todo lo que ves (silla, taza, planta...)

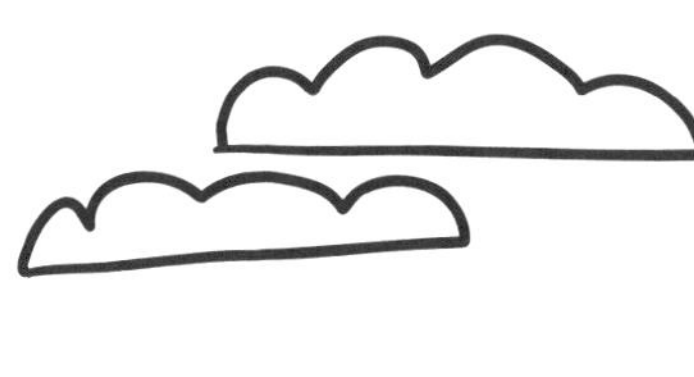

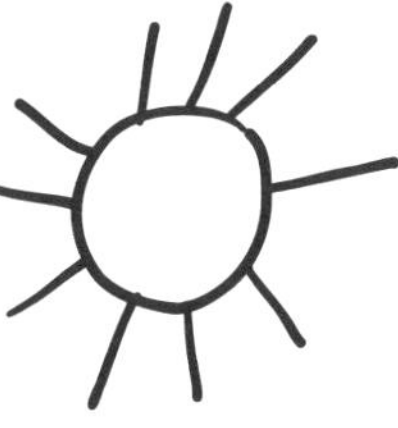

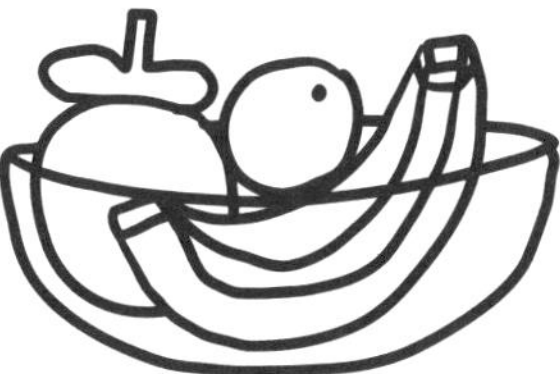

Hazlo despacio, manteniendo la atención en las cosas cercanas y concretas que te rodean.

dobla por aquí para volver a esta página →

NOTAS

ANTES ME SENTÍA:

AHORA ME SIENTO:

LA PRÓXIMA VEZ CAMBIARÉ:

TAPPING PARA LIBERAR LA ANSIEDAD

Identifica lo que sientes (p. ej., ansiedad, agobio, etc.).

Respira hondo.

Comienza a darte pequeños toques (tapping), rápidos y repetitivos, siguiendo esta guía:

1. Con cuatro dedos de la mano dominante, aquí:

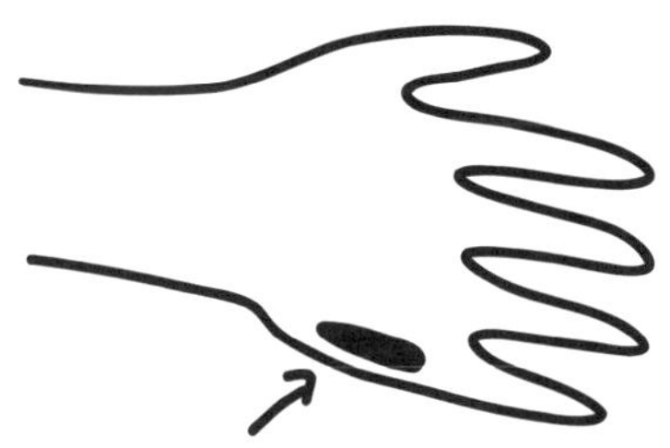

2. Con el dedo índice y el dedo medio de ambas manos, aquí:

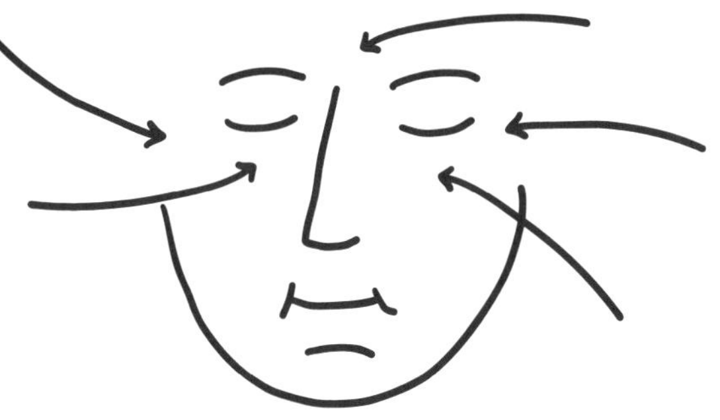

3. Con el dedo índice y el dedo medio de la mano dominante, aquí:

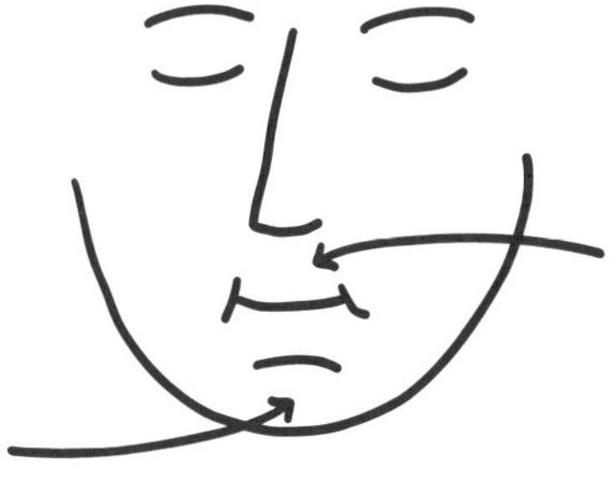

dobla por aquí para volver a esta página →

TAPPING
(CONTINUACIÓN)

4. Con el dedo índice y el dedo medio de ambas manos, en las clavículas:

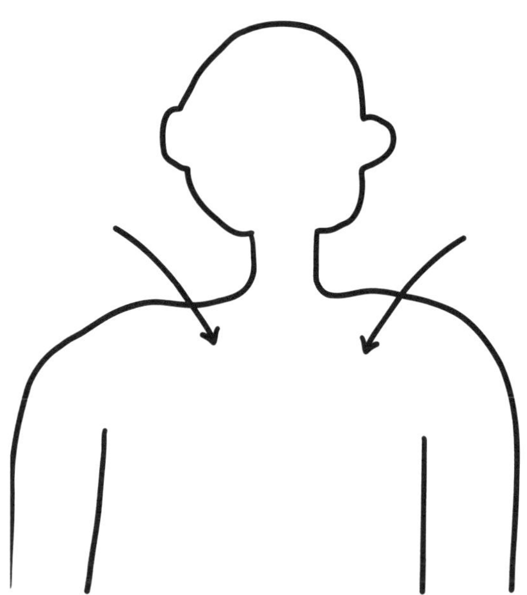

5. Con cuatro dedos de la mano dominante, aquí:

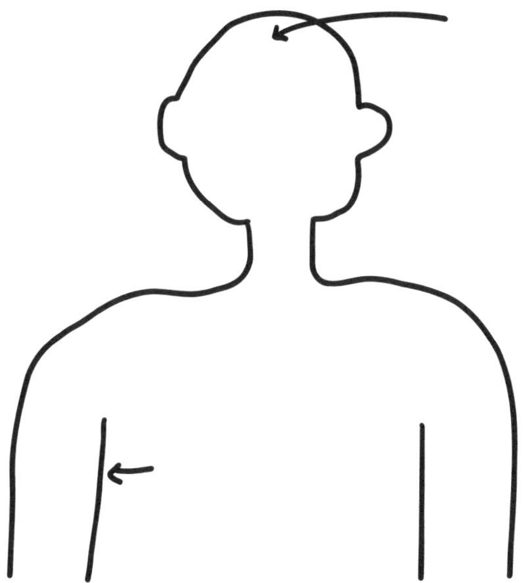

Da toques en cada punto meridiano mientras repites este mantra:

"Me siento ____________."
"Está bien sentirse ________."
"Acepto todo lo que soy."

dobla por aquí para volver a esta página →

NOTAS

ANTES ME SENTÍA:

AHORA ME SIENTO:

LA PRÓXIMA VEZ CAMBIARÉ:

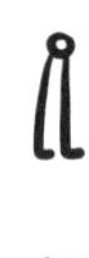

UN PASEO RÁPIDO

Pon un temporizador de 10 minutos.

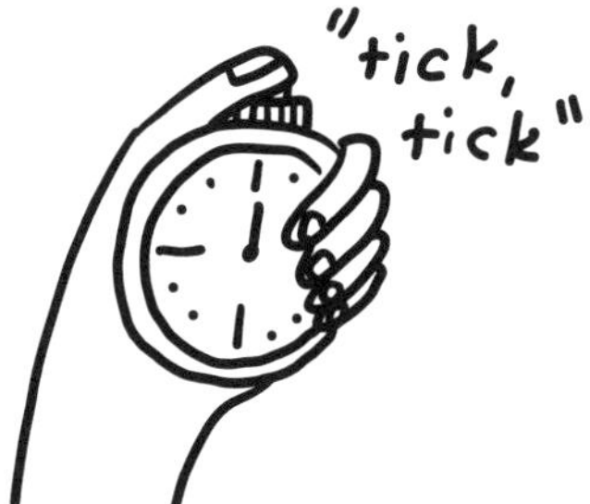

Sal fuera. Respira hondo y percibe cómo te sientes. Observa si hay puntos de tensión en tu cuerpo.

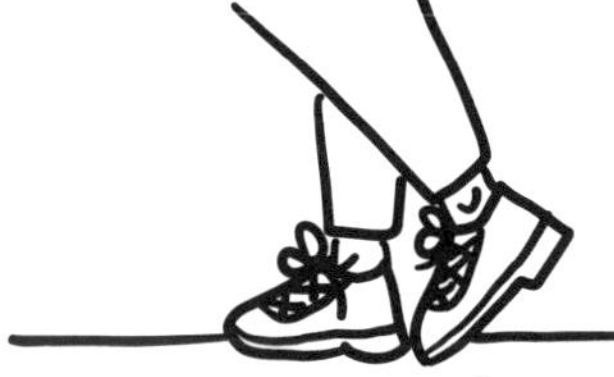

Camina a paso ligero hasta que suene la alarma.

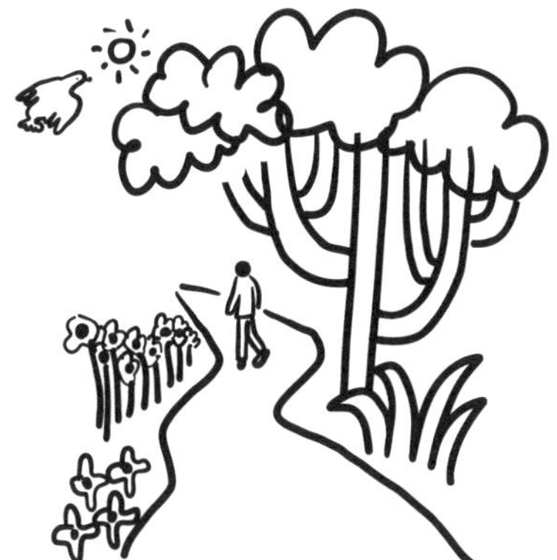

Respira de forma natural.

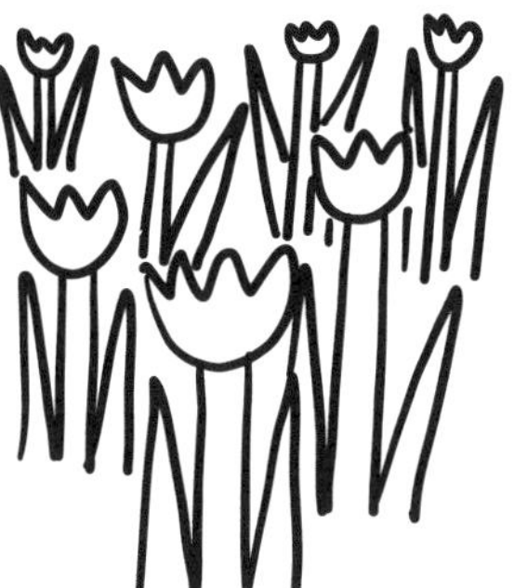

Pasados los 10 minutos, vuelve a respirar hondo y observa si ha habido algún cambio en tu cuerpo.

dobla por aquí para volver a esta página →

NOTAS

ANTES ME SENTÍA:

AHORA ME SIENTO:

LA PRÓXIMA VEZ CAMBIARÉ:

RESPIRACIÓN AROMÁTICA

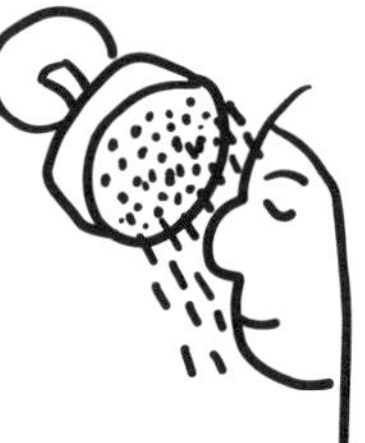

Elige un aceite esencial que te guste. Por ejemplo, naranja, menta, lavanda o árbol del té.

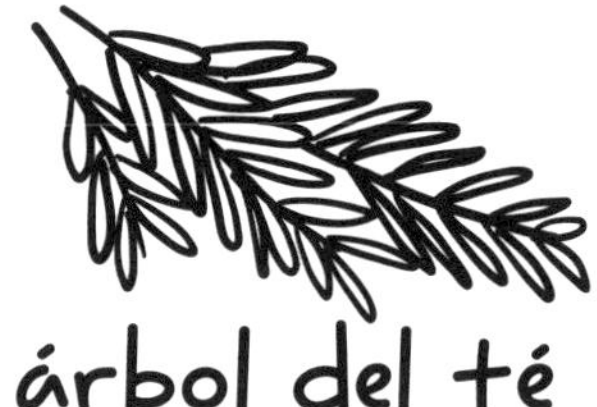

árbol del té

lavanda

Abre el grifo de agua caliente. Entra en la ducha.

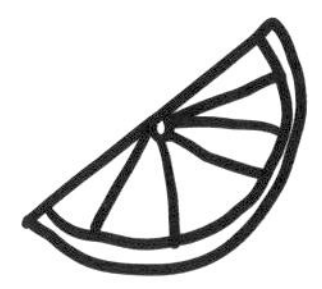

menta naranja

Deja que el vapor llene la ducha. Echa unas gotas del aceite esencial directamente en el plato.

A medida que el aroma se mezcla con el vapor, inhala varias veces profundamente por la nariz y exhala lentamente por la boca.

Deja que el aroma te transporte a otro momento, a otro lugar.

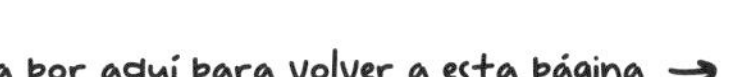

NOTAS

ANTES ME SENTÍA:

AHORA ME SIENTO:

LA PRÓXIMA VEZ CAMBIARÉ:

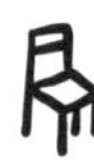
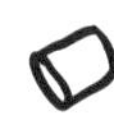
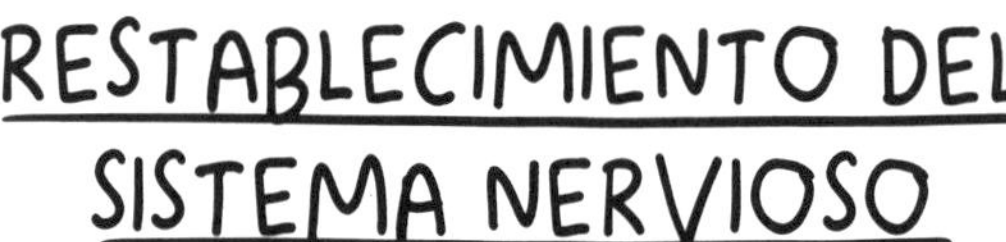

RESTABLECIMIENTO DEL SISTEMA NERVIOSO

(De la teoría polivagal para calmar el nervio vago)

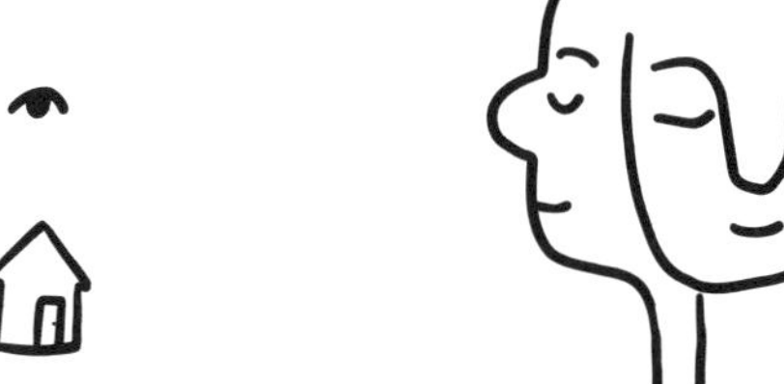
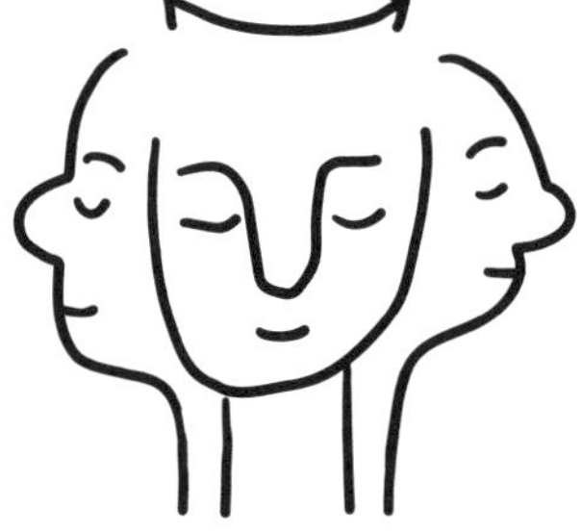

Siéntate. Gira la cabeza a ambos lados y percibe si hay algún punto de tensión.

Ahora túmbate boca arriba y entrelaza los dedos detrás de la nuca.

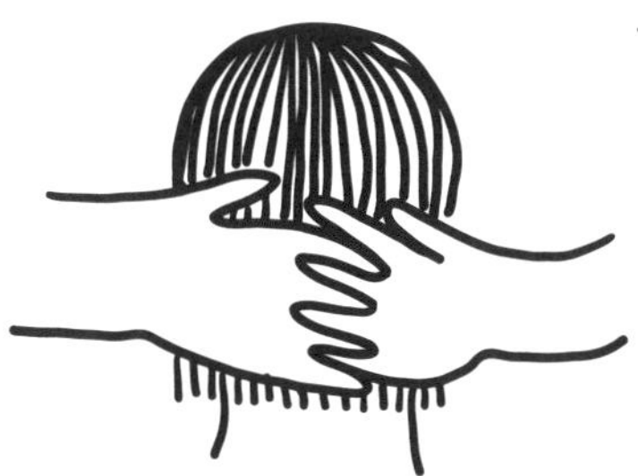

Sin mover la cabeza, mira hacia la derecha durante 30 segundos y luego hacia la izquierda durante otros 30 segundos.

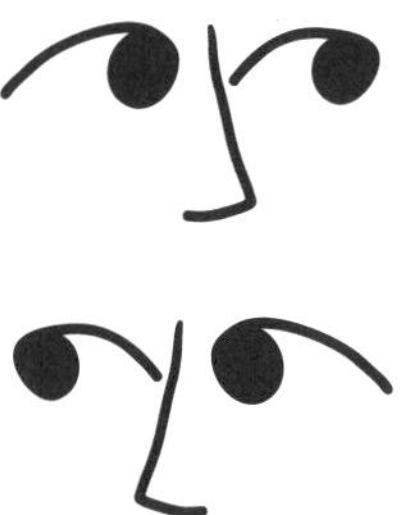

Repite el movimiento de los ojos a cada lado, 30 segundos por vez, hasta que sientas ganas de suspirar, tragar o bostezar. Incorpórate. Gira la cabeza de un lado a otro y observa si notas algún cambio en tu cuerpo.

dobla por aquí para volver a esta página →

NOTAS

ANTES ME SENTÍA:

AHORA ME SIENTO:

LA PRÓXIMA VEZ CAMBIARÉ:

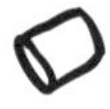

SAVASANA

Túmbate boca arriba. Puedes hacerlo sobre una manta o una esterilla de yoga para mayor comodidad.

Pon un temporizador de 10 minutos. Deja que los pies caigan a los lados. Extiende los brazos a lo largo del cuerpo con las palmas de las manos hacia arriba.

Cierra los ojos. Siente el contacto de tu cuerpo con el suelo.

Si la mente se va a tus tareas pendientes o preocupaciones, vuelve a centrarte en esa sensación de apoyo y descanso.

Cuando suene el temporizador, parpadea suavemente y abre los ojos. Mueve los dedos de los pies.

Estírate todo lo que puedas desde la punta de los pies hasta la coronilla.

Permanece en esa posición todo el tiempo que necesites.

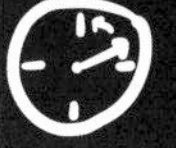

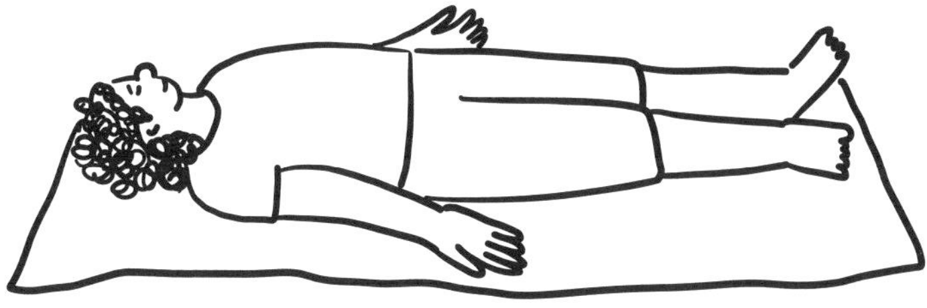

dobla por aquí para volver a esta página →

NOTAS

ANTES ME SENTÍA:

AHORA ME SIENTO:

LA PRÓXIMA VEZ CAMBIARÉ:

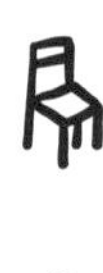

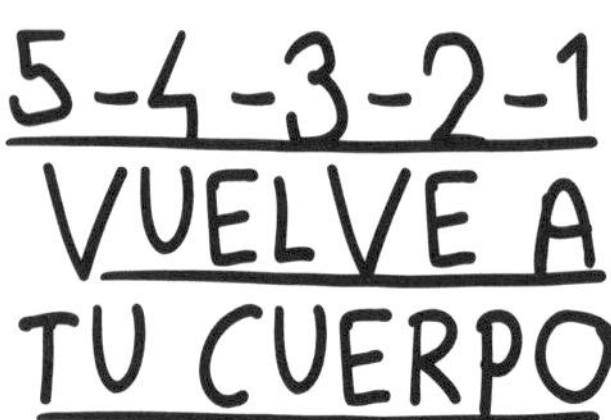

5-4-3-2-1 VUELVE A TU CUERPO

Respira hondo.

Mira a tu alrededor y observa:

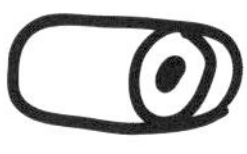

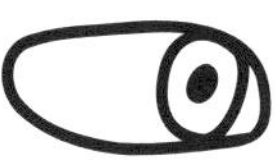

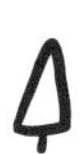

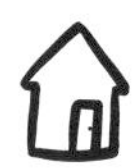

5 cosas que ves (la lluvia, el sofá, las plantas)

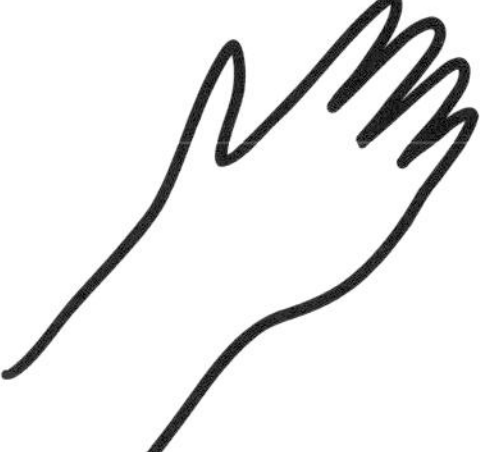

4 cosas que percibes en la piel (tu ropa, la silla, el viento)

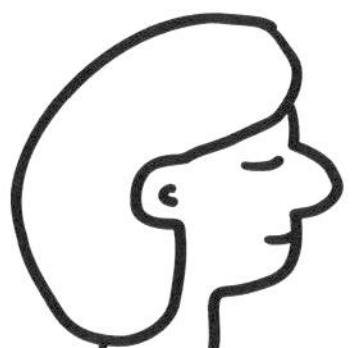

3 sonidos (los coches, los pájaros, tu respiración)

2 olores (tu cuerpo, la comida, flores)

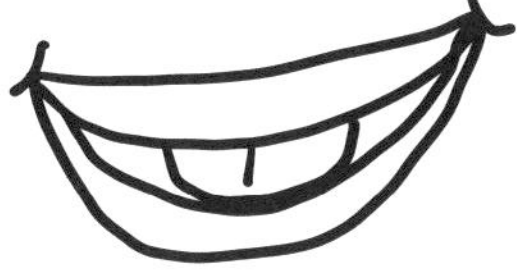

1 sabor (aire, chicle, té)

dobla por aquí para volver a esta página →

NOTAS

ANTES ME SENTÍA:

AHORA ME SIENTO:

LA PRÓXIMA VEZ CAMBIARÉ:

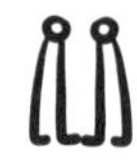
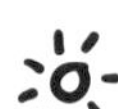
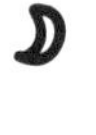

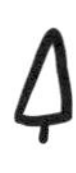
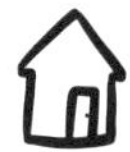

CONTACTO CON TACTO

Pregúntale a una persona querida si tiene un momento.

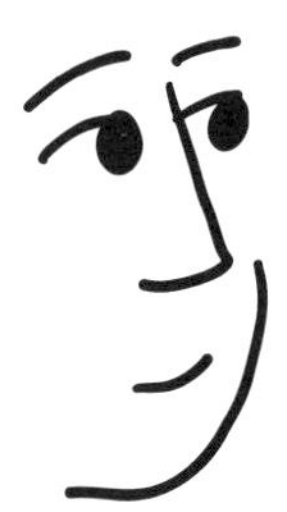
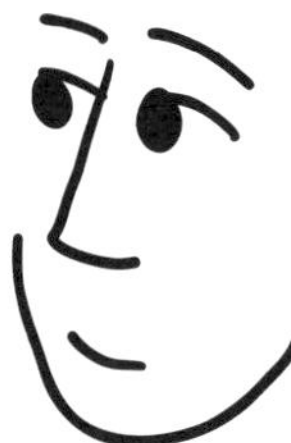

Si es así, miraos a los ojos durante 4 minutos.

Acercaos. Con los ojos cerrados, abrazaos al menos durante 30 segundos.

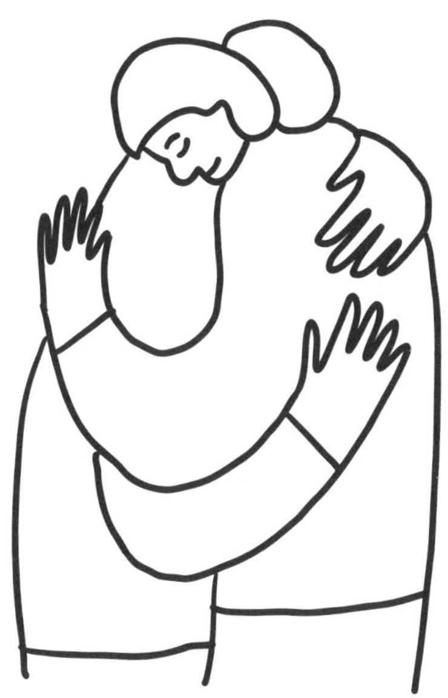

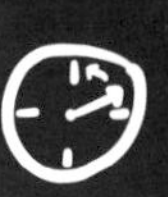

Percibe el calor y la energía del otro cuerpo.

Observa cómo te sientes en el abrazo.

dobla por aquí para volver a esta página →

NOTAS

ANTES ME SENTÍA:

AHORA ME SIENTO:

LA PRÓXIMA VEZ CAMBIARÉ:

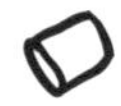
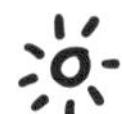

VISUALIZA CÓMO SE ALEJA EL ESTRÉS

Túmbate en un lugar cómodo.

Respira con naturalidad. Luego, inhala profundamente.

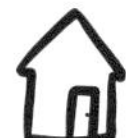

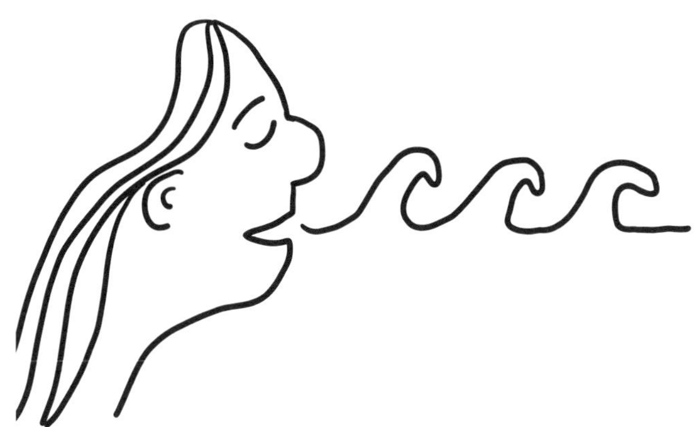

Al exhalar, imagina que las olas de tu respiración se llevan el estrés consigo.

Con cada inhalación, la ola se eleva. Con cada exhalación, rompe y se aleja de ti.

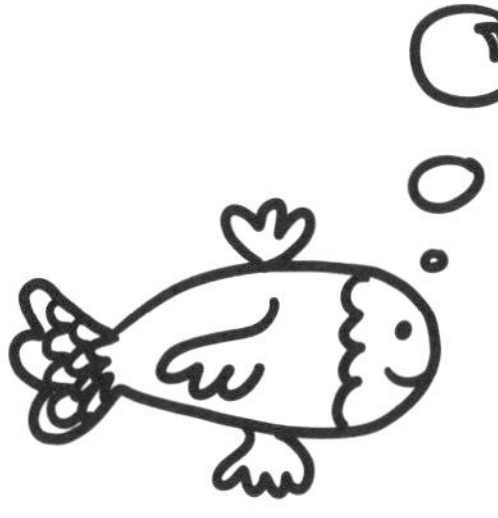

Imagina el color de las olas y su temperatura. Cuantos más detalles incorpores, más efectiva será esta técnica.

dobla por aquí para volver a esta página →

NOTAS

ANTES ME SENTÍA:

AHORA ME SIENTO:

LA PRÓXIMA VEZ CAMBIARÉ:

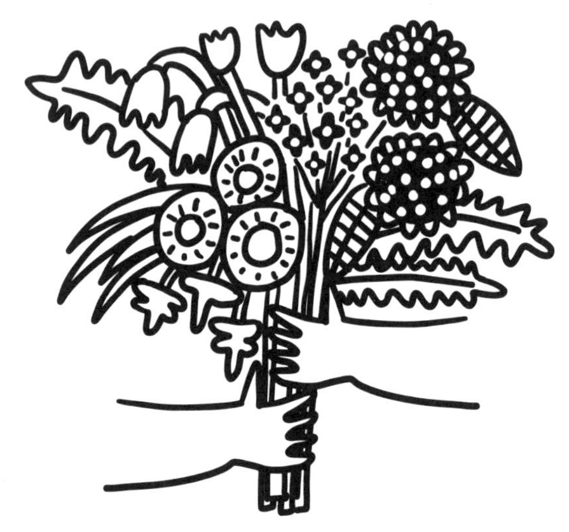

QUÉ SUERTE
PODER COMPARTIR
NUESTRA ÚNICA
Y PRECIOSA VIDA.

60 MINUTOS O MÁS

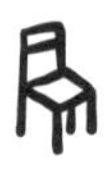

JUNTO AL AGUA

Busca un lugar con agua donde puedas sentarte durante al menos 60 minutos.

Puede ser un lago, un río o incluso una fuente.

Anota cómo te sientes al llegar.

Dedica 20 minutos a mirar el agua.

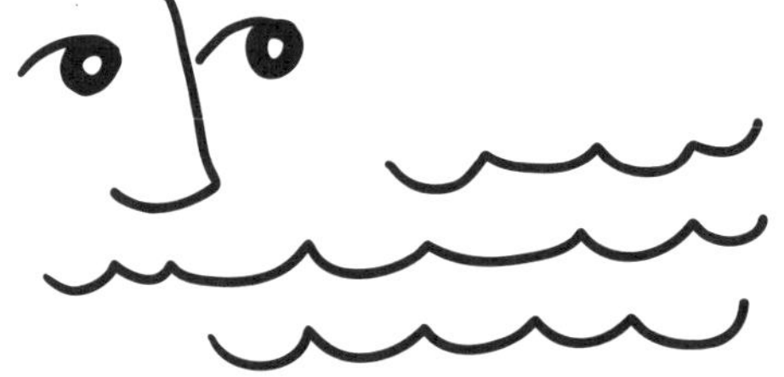

Escribe sobre ello durante otros 20 minutos. (En las páginas siguientes.)

Duerme una siesta de 20 minutos cerca del agua.

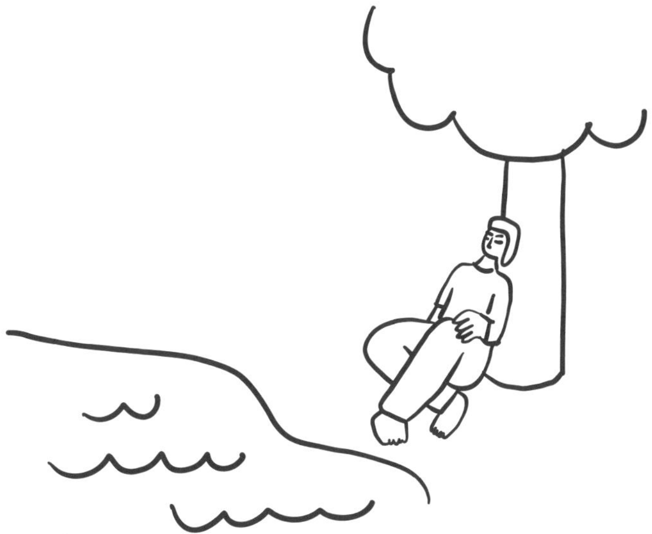

Anota cómo te sientes después de estos 60 minutos.

¿Notas algún cambio?

dobla por aquí para volver a esta página →

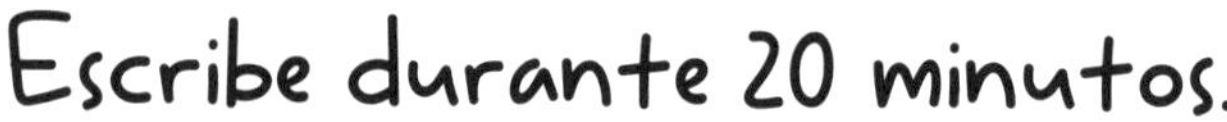
Escribe durante 20 minutos.

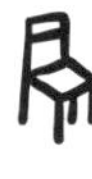

RECUERDA UN MOMENTO FELIZ

Siéntate en una postura cómoda y cierra los ojos.

Inhala profundamente por la nariz.

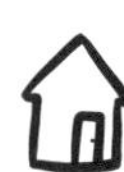

Exhala por la boca, dejando salir un sonido largo: «HAAA».

Evoca un momento en el que hayas sido plenamente feliz. ¿Cómo te sentías físicamente? ¿Con quién estabas? ¿En qué momento del día? ¿Qué tiempo hacía? Recrea la escena con todos los detalles posibles.

Deja que ese recuerdo te envuelva el tiempo que necesites.

Abre los ojos y escribe cómo te has sentido.

dobla por aquí para volver a esta página →

NOTAS

ANTES ME SENTÍA:

AHORA ME SIENTO:

LA PRÓXIMA VEZ CAMBIARÉ:

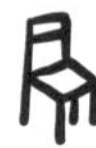

MI DÍA IDEAL

Cierra los ojos y respira hondo. Imagina cómo sería tu día ideal.

Empieza por la mañana. Visualiza con quién estás, la sensación de estar en la cama, el tacto de las sábanas en tu piel y el desayuno que tomas. Haz lo mismo con el resto de la jornada hasta que vuelves a la cama, por la noche.

Recrea cada momento en tu mente con todos los detalles posibles.

Planifica ese día ideal que has imaginado y márcalo en el calendario para hacerlo realidad:

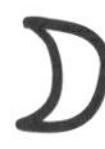

dobla por aquí para volver a esta página →

NOTAS

ANTES ME SENTÍA:

AHORA ME SIENTO:

LA PRÓXIMA VEZ CAMBIARÉ:

UN BAÑO DE BOSQUE

Sal a pasear por un bosque o un parque durante al menos 60 minutos.

Busca un lugar con muchos árboles.

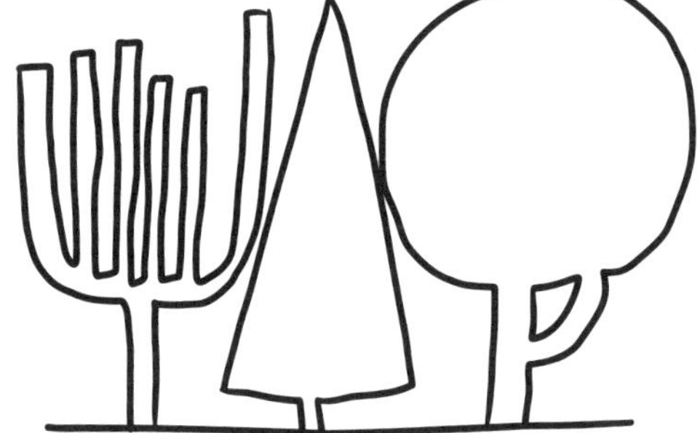

Camina hasta encontrar un árbol con el que te sientas a gusto. Apóyate en su tronco, toca su corteza y admira sus hojas y sus raíces.

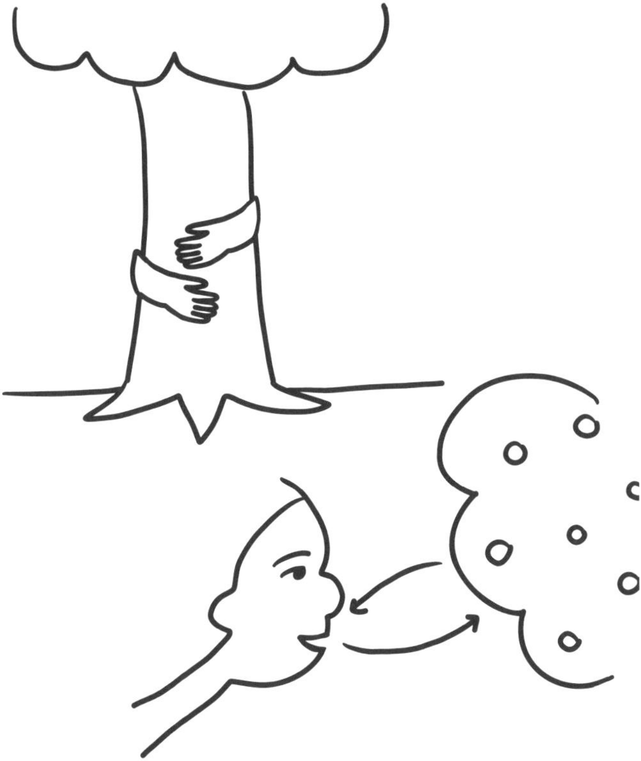

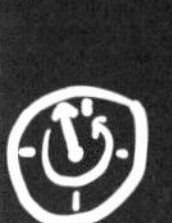

Respira mientras contemplas el árbol. Imagina que con cada inhalación acoges su exhalación.

dobla por aquí para volver a esta página →

NOTAS

ANTES ME SENTÍA:

AHORA ME SIENTO:

LA PRÓXIMA VEZ CAMBIARÉ:

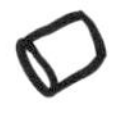

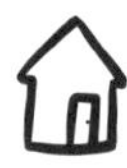

DIBUJA NÚMEROS EN LA OSCURIDAD

Pon un temporizador de 60 minutos, o si vas a hacerlo antes de acostarte, no midas el tiempo.

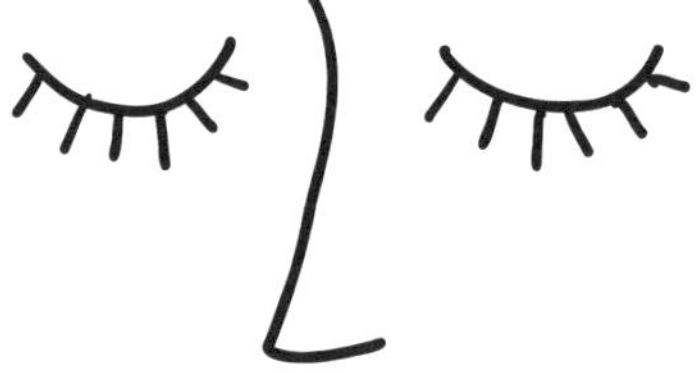

Cierra los ojos. Respira hondo.

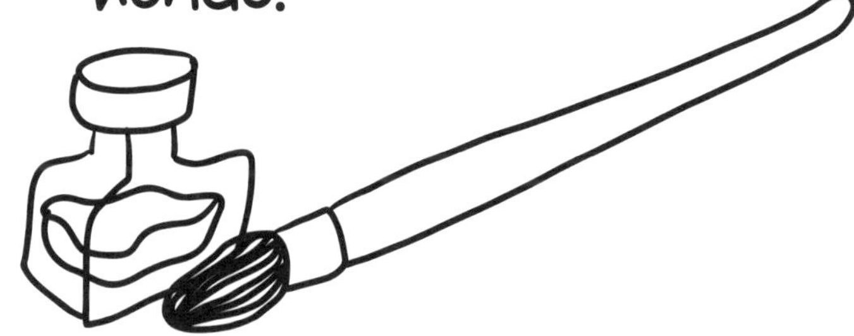

Con cada inhalación y exhalación, escribe un número mentalmente.

Empieza del 1 al 10.

Imagina que los dibujas con pinceladas brillantes.

Al llegar al 10, cuenta hacia atrás hasta llegar al 1.

Repite ambos ciclos hasta que te duermas o suene el temporizador.

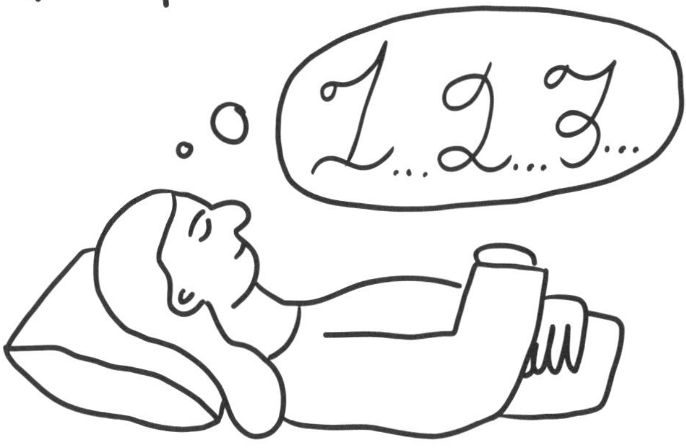

dobla por aquí para volver a esta página →

NOTAS

ANTES ME SENTÍA:

AHORA ME SIENTO:

LA PRÓXIMA VEZ CAMBIARÉ:

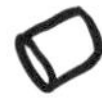

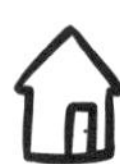

RESPIRACIÓN PARA DORMIRSE

Diseña un ritual para irte a la cama. Hazlo un momento agradable, lleno de las cosas que te hacen bien.

Acuéstate y cúbrete con las sábanas.

Escanea tu cuerpo lentamente, de la cabeza a los pies, poniendo atención plena en cada parte: cabeza, ojos, orejas, nariz, boca, cuello, hombros, pecho...

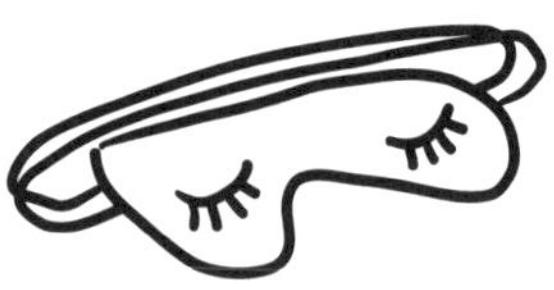

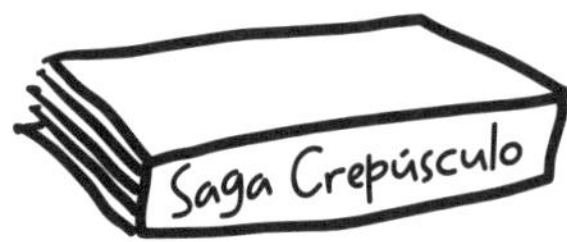

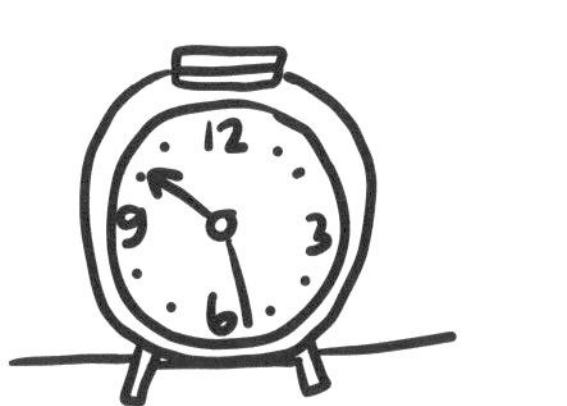

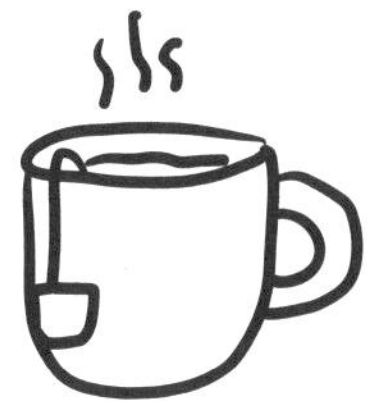

Respira hondo. Exhala lentamente por la nariz y escucha tu respiración.

Concéntrate en su sonido sutil y en cómo asciende y desciende por tu cuerpo.

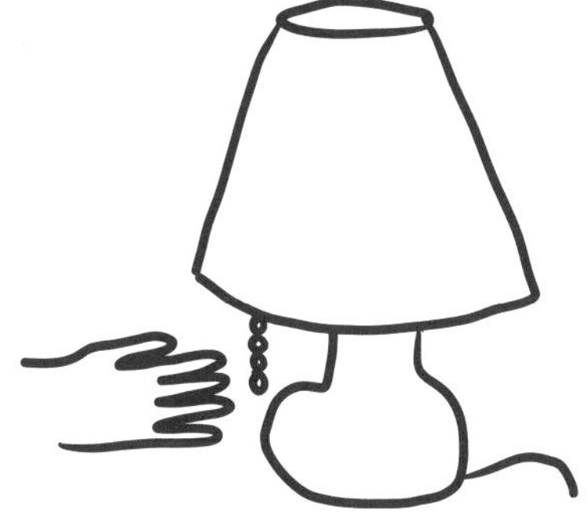

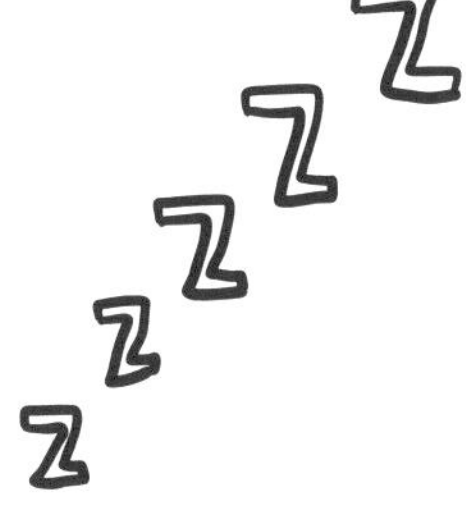

dobla por aquí para volver a esta página →

NOTAS

ANTES ME SENTÍA:

AHORA ME SIENTO:

LA PRÓXIMA VEZ CAMBIARÉ:

TU RESPIRACIÓN COMO GUÍA

Ahora que llevas tantas páginas respirando, visualiza por un momento tu respiración como emociones de colores. ¿Qué aspecto tiene una respiración enfadada? ¿Y una suave y estable? Pinta cada emoción del color que le pondrías a tu forma de respirar cuando la sientes:

- Tristeza
- Deleite
- Ansiedad
- Calma
- Felicidad
- Alivio

¿Puedes además imaginar qué forma tienen? Dibújalas también.

Deja que esta guía visual te acompañe en tu respiración cada vez que regreses a estos ejercicios.

AGRADECIMIENTOS

De parte de las dos: A Lauren Appleton, nuestra editora. Trabajar contigo es como un soplo de aire fresco. Te estamos muy agradecidas por tu ánimo, tu firmeza y tu visión. Gracias por permitirnos este segundo libro.

A Nicole Tourtelot, nuestra agente. Gracias por inspirar tantas de las ideas que aparecen en el libro, incluida la «Despedida del barco». Queremos que conste que Nicole sugirió también ver vídeos de hámsteres como método para relajarse, y aunque no hayamos podido incluirlo en el libro, lo recomendamos encarecidamente.

De parte de Vera: Me gustaría darle las gracias a mi madre por enseñarme a hacer el escaneo corporal de pequeña cuando no podía conciliar el sueño. La genialidad de imaginar que tu cuerpo se vuelve de gelatina es suya. Te quiero, mamá.

A Carissa: Eres esa voz en mi corazón que cree en mí cuando ni yo misma soy capaz de hacerlo. Ojalá siguiéramos siendo vecinas, y pudiéramos compartir una tarta tomando el sol.

A Rob y Luca: Sois el aire que llena mis pulmones. No concibo vivir alejada de vosotros, ni quiero hacerlo. Os adoro.

De parte de Carissa: Me paso el día buscando una explicación a lo azarosa que es la vida. Conocer a Vera y enamorarme de ella fue cuestión de suerte. Es un pilar en mi vida, alguien en quien confío plenamente. Una persona que me hace sentir profundamente querida y valiosa. Me siento muy agradecida de haberla conocido. Cuando en 2021 se marchó de nuestro barrio en Oakland (California) para vivir sus sueños en Italia, me partió el corazón y a la vez me sentí feliz por ella. Vera, haces que todo sea mejor.

Y en cuanto a M: Estoy intentando aprender a autorregularme por ti. Y por mí. Por nosotros. Antes de ti, creía que el amor —el concepto de amor— era inherentemente condicional. Que quienes decían amar sin límites ni condiciones se engañaban. Pero mi amor por ti es incondicional. El tipo de amor que quisiera tenerme a mí misma. Y Josh, eres magnífico.

Por último, gracias a Robin Wright por financiar *How to Breathe Underwater* (la primera versión de este libro). Por creer que merecía un lugar el mundo.

LECTURAS RECOMENDADAS

Nos llena de entusiasmo que hayas decidido comprar este libro, y esperamos que lo uses durante muchos años. El mundo está repleto de factores estresantes, pero también de enormes ayudas. Estas son algunas de nuestras favoritas:

Elle, A., *Cómo sanamos: Descubre tu poder y libérate*, Grijalbo, 2026.

Hemphill, P., *What It Takes to Heal: How Transforming Ourselves Can Change the World* [Lo que se necesita para sanar: cómo transformarnos puede cambiar el mundo].

Heti, S., *Color puro*, Mutatis Mutandis, 2023.

hooks, b., *Todo sobre el amor. Nuevas perspectivas*, Paidós, 2021.

May, K., *Invernando: El poder del descanso y del refugio en tiempos difíciles*, Roca, 2023.

McBride, H. L., *Practices for Embodied Living: Experiencing the Wisdom of Your Body* [Prácticas para una vida encarnada: experimentar la sabiduría del cuerpo].

Metz, C., *Feel Something, Make Something: A Guide to Collaborating with Your Emotions* [Siente algo, crea algo: una guía para colaborar con tus emociones].

Neese, A., *Date un descanso: Prácticas revolucionarias para equilibrar tu vida y practicar el verdadero descanso*, Diana, 2024.

Nerurkar, A., *Los 5 cambios antiestrés. Reconecta tu mente y tu cuerpo para una vida más relajada*, Zenith, 2025.

Nestor, J., *Respira: La nueva ciencia de un arte olvidado*, Planeta, 2021.

Poddar, R., *Dibuja tus sentimientos: El diario creativo que te ayudará a conectar con tus emociones a través del arte*, Planeta, 2024.

Porges, S. W., *The Polyvagal Theory: Neurophysiological Foundations of Emotions, Attachment, Communication, and Self-Regulation* [La teoría polivagal: fundamentos neurofisiológicos de las emociones, el apego, la comunicación y la autorregulación].

Syfret, W., *The Sunny Nihilist: A Declaration of the Pleasure of Pointlessness* [El nihilista optimista: una declaración sobre el placer de lo inútil].

Van der Kolk, Bessel, *El cuerpo lleva la cuenta: Cerebro, mente y cuerpo en la superación del trauma*, Eleftheria, 2020.

ACERCA DE NOSOTRAS

Carissa Potter es artista y fundadora de *People I've Loved*, un proyecto y línea de papelería que busca tender puentes entre las personas y ayudarlas a mantener conversaciones auténticas y a veces difíciles. En 2021 fue nombrada una de las 50 personas y compañías que inspiran a la comunidad por Working Not Working Community Right Now, y según *Cosmopolitan* es una de las 24 personas que (genuinamente) hacen del mundo un lugar mejor. Vive con su pareja, su padre, su suegra y su hija en Oakland (California). Este es su cuarto libro.

Vera Kachouh es una escritora afincada en Italia. Sus ensayos han sido publicados en *Memoir Land* y *Electric Literature*. Este es su segundo libro.

Y SIN
NIGUNA
RAZÓN
APARENTE,
EMPECÉ A
SENTIRME
MEJOR.

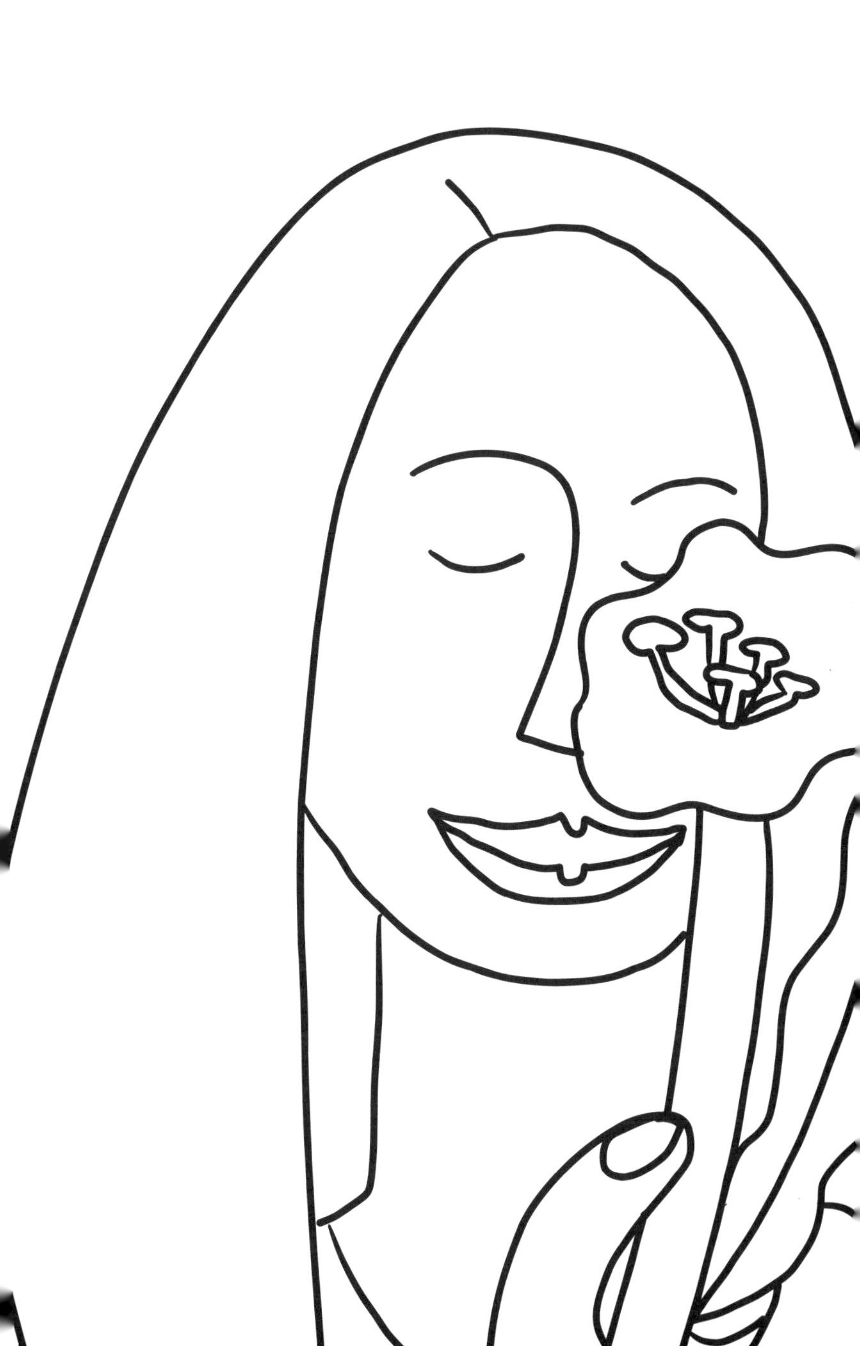

ALGÚN DÍA
MIRAREMOS
ATRÁS Y NOS
PREGUNTAREMOS
CÓMO FUIMOS
CAPACES DE SALIR
ADELANTE. NO
SABÍAMOS CÓMO
LO HARÍAMOS.

PERO TENÍAMOS
QUE HACERLO,
Y LO HICIMOS.

NOTAS

NOTAS

NOTAS

NOTAS

EXHALA INHALA EXHA
NHALA EXHALA INHAL
EXHALA INHALA EXHA
NHALA EXHALA INHAL
EXHALA INHALA EXHA
NHALA EXHALA INHAL
EXHALA INHALA EXHA
NHALA EXHALA INHAL
EXHALA INHALA EXHA
NHALA EXHALA INHAL
EXHALA INHALA EXHA
NHALA EXHALA INHAL
EXHALA INHALA EXHA
NHALA EXHALA INHAL